普通高等教育"十四五"计算机基础系列教材

医用计算机应用基础实践指导

武 博 ◎ 主 编

刘文艳 杨 淼 王 珂 ◎ 副主编

刘红蕾 赵相坤 辛 欣 杨秋英 刘冬冬 王 宇 张 楠 ◎ 参 编

中国铁道出版社有限公司
CHINA RAILWAY PUBLISHING HOUSE CO., LTD.

内 容 简 介

本书是与《医用计算机应用基础教程》（张楠主编，中国铁道出版社有限公司出版）配套的实践指导书，内容包括10章，分别是：计算机基础知识、计算机操作系统、Word文字处理、Excel电子表格处理、PowerPoint演示文稿制作、Photoshop图像处理、Mimics医学图像处理、Python语言程序设计基础、Python数据处理及Python数据可视化与科学制图。每章均与主教材的内容相对应，设置了与主教材知识点相关的基本任务及综合性或拓展性的扩展任务。本书的任务包括任务要求和具体的操作步骤，可操作性强，能够有效地加强学生对知识点的理解。各章均附有自测题及参考答案，便于学习者自学与复习。

本书深入浅出、语言流畅，实践内容丰富全面，贴近医学生学习或工作所面临的实际问题。本书特别适合作为医药类高等院校计算机基础课程的教材，也可作为计算机基础知识培训用书，及计算机爱好者的参考读物。

图书在版编目（CIP）数据

医用计算机应用基础实践指导/武博主编. —北京：中国铁道出版社有限公司，2022.2（2023.7重印）
普通高等教育"十四五"计算机基础系列教材
ISBN 978-7-113-28823-5

Ⅰ.①医… Ⅱ.①武… Ⅲ.①计算机应用-医学-高等学校-教材 Ⅳ.①R319

中国版本图书馆CIP数据核字（2022）第018508号

书　　名：医用计算机应用基础实践指导
作　　者：武　博

策　　划：刘丽丽　　　　　　　　　　　　　编辑部电话：（010）51873202
责任编辑：刘丽丽
封面设计：刘　莎
责任校对：焦桂荣
责任印制：樊启鹏

出版发行：中国铁道出版社有限公司（100054，北京市西城区右安门西街8号）
网　　址：http://www.tdpress.com/51eds/
印　　刷：北京市科星印刷有限责任公司
版　　次：2022年2月第1版　2023年7月第2次印刷
开　　本：880 mm×1 230 mm　1/16　印张：9.25　字数：279千
书　　号：ISBN 978-7-113-28823-5
定　　价：29.00元

版权所有　侵权必究

凡购买铁道版图书，如有印制质量问题，请与本社教材图书营销部联系调换。电话：（010）63550836
打击盗版举报电话：（010）63549461

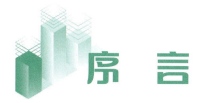

序 言

首都医科大学生物医学工程学院生物医学信息学学系计算机教研室我比较熟悉，曾多次进行学术交流。约两年前，张楠老师联系我，基于十多年大学生计算机基础课程的一线教学，她的教研室经多轮次的教学方法及教材改革，希望能紧跟计算机应用及人工智能新技术的发展，进行新一轮次教材改革。新教材立足于"基础知识"向"基本应用"进而至"高级程序语言设计"层层递进的思想，开展以培养医学生理工素养和计算思维能力为导向的计算机基础教学。她还特别向我介绍了教材内容改革前调研全国多所医学院校计算机大基课的情况，并寻要北京大学医学部及其他非计算机专业的计算机基础课程教学大纲和授课内容。之后，张楠老师教学团队还特意调研了首都医科大学各专业学生对计算机基础课程知识学习所需和期望。

针对调研情况和授课经验，教学团队考虑针对医学院校不同层次、不同专业开展针对性、个性化计算机基础知识的授课，如针对长学制医学专业应加强程序设计及难度，针对生物医学工程专业应加强医学图像处理软件的基础学习等。初稿完成后，我第一时间收到全书稿件，从教材内容安排能感受到教学团队进行课程改革的决心和创新，敢于突破和践行医学生理工素质培养和计算思维培养的初衷。与此同时，张楠老师还特别介绍了本书的特色之处在于"思政导引"模块的引入，让我把关相关内容，以认真贯彻落实《高等学校课程思政建设指导纲要》文件精神，适应高等教育在医学教育思想与教育理念新要求，全面落实立德树人根本任务。

在通读教材初稿之后，能感受到教学团队为打造面向医学生的计算机基础一流本科课程的倾力工作和决心。教学团队紧跟计算机新技术发展，组织编写了贴合医学生理工素质培养和复合型医用人才培养的教学内容，面向医学应用场景设计了任务示例，突出家国情怀和中国力量引入了"思政导引"模块。教材撰写严谨，内容充实，取材新颖，思政引入恰当流畅。

本套教材可作为医药类高等院校研究生、本专科、高等职业教育及培训班的计算机课程教材或教学参考教材，也可作为普通高等院校非计算机专业计算机基础教材。特此郑重推荐！

于北京大学

2022 年 1 月

黄铁军，北京大学计算机学院教授，北京智源人工智能研究院院长。研究方向为智能视觉信息处理和类脑智能，获国家技术发明二等奖（2017）和国家科学技术进步二等奖（2012，2010）。国家杰出青年科学基金获得者，教育部长江学者特聘教授，万人计划科技创新领军人才，中国计算机学会会士、中国人工智能学会和中国图象图形学学会会士。

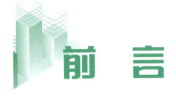
前　言

党的二十大报告提出加强基础学科、新兴学科、交叉学科建设，加快建设中国特色、世界一流的大学和优势学科。高等教育体系在教育体系中具有引领性、先导性作用，在加快建设高质量教育体系中应走在时代前列。进入新发展阶段，高质量高等教育要主动适应中国式现代化的新使命，聚焦科技第一生产力、人才第一资源、创新第一动力相结合，全面提升服务科教兴国战略、人才强国战略和创新驱动发展战略的能力。

本书按照高等教育在医学教育思想与教育理念新要求，以医药类各专业学生的计算思维培养为目标，紧密联系教程内容，在计算机技术基础上设计了实操性强的计算机实践任务并呈现给读者。本书是张楠主编、中国铁道出版社有限公司出版的《医用计算机应用基础教程》的配套实践指导教材，其内容翔实、实验任务丰富、操作步骤详细、自测题全面具体，可辅助教师更好地组织教学活动，也可帮助学生完成实践环节的自主学习与操作。

本书从首都医科大学生物医学工程学院"计算机基础教学组"长期教学经验出发，本着"紧跟计算机科学发展、贴合医药学应用、夯实理论基础、培养复合型医用人才"的原则，紧密结合《医用计算机应用基础教程》内容，在最新的计算机系统与编程环境中设计并实现了多达90余个上机实践任务，400余道课后自测题及相应的参考答案。本指导共10章，内容包括计算机基础及网络技术知识、Windows及Ubuntu操作系统、Word文字处理、Excel电子表格处理、PowerPoint演示文稿制作、Photoshop图像处理、Mimics医学图像处理、Python语言程序设计基础、Python数据处理及Python数据可视化与科学制图。

参加本实践指导编写的编者都是长期从事医药类高等教育院校计算机教学的一线教师，具有丰富的理论教学、实验教学和著书经验。本书由武博任主编，刘文艳、杨淼、王珂任副主编，刘红蕾、赵相坤、辛欣、杨秋英、刘冬冬、王宇、张楠参与了编写或校对。具体编写分工如下：第1章由辛欣编写，第2章由刘文艳编写，第3章由杨秋英编写，第4章由赵相坤编写，第5章由王珂编写，第6章由杨淼编写，第7章由刘冬冬编写，第8章由刘红蕾编写，第9章由武博编写，第10章由王宇编写，张楠对章节进行了校对。全书由武博统稿。

衷心感谢各位编者对本书的倾力投入，感谢陈卉教授对本书的指导！特别感谢在本书撰写和出版过程中给予无私帮助的专家、同仁、师长、家人们！由于编写时间仓促，加之计算机科学技术日新月异的发展变化，书中难免存在疏漏和不妥之处，希望广大读者多提宝贵意见。

武博

2023年7月

于首都医科大学

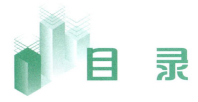

第1章 计算机基础知识

一、基本任务 1
  任务 1-1　二进制数转换为十进制数 1
  任务 1-2　十进制数转换为二进制数 1
  任务 1-3　补码的计算 2

二、扩展任务 2
  扩展任务 1-1　八进制数转换为十六进制数 2
  扩展任务 1-2　十二进制数转换为二进制数 2

三、自测题 3

第2章 计算机操作系统

一、基本任务 6
  任务 2-1　Windows 10 "文件资源管理器"中文件的操作 6
  任务 2-2　Microsoft Edge 中扩展功能的应用 6
  任务 2-3　Windows 10 系统虚拟机环境下 Ubuntu 系统的
      安装与运行 8
  任务 2-4　Ubuntu 中【Tab】键与【Ctrl+C】组合键的使用 10

二、扩展任务 10
  扩展任务 2-1　BitLocker 驱动器对移动存储设备的加密 10
  扩展任务 2-2　Ubuntu 20.04 LTS 中 Nginx 的安装与运行 11

三、自测题 12

第3章 Word 文字处理

一、基本任务 16
  任务 3-1　创建及编辑模板日历 16
  任务 3-2　文本的批量和带格式修改 17
  任务 3-3　文档格式化 18
  任务 3-4　图片及其边框、文档页面边框的设置 19
  任务 3-5　形状和文本框格式设置 20
  任务 3-6　表格格式设置和数据计算 21

任务 3-7　批注和修订的使用 22

二、扩展任务 23
　　扩展任务 3-1　插入公式和数字笔书写信息，并翻译文本 23
　　扩展任务 3-2　LaTeX 排版 26

三、自测题 29

第 4 章　Excel 电子表格处理

一、基本任务 33
　　任务 4-1　Excel 常见数据类型的输入 33
　　任务 4-2　Excel 数据的快速录入 35
　　任务 4-3　Excel 工作表的基本操作 35
　　任务 4-4　单元格的引用和公式的使用 36
　　任务 4-5　函数的使用 36
　　任务 4-6　数据透视表的使用 37
　　任务 4-7　完成不同手术方法患者年龄的综合分析报告 38

二、扩展任务 40
　　扩展任务 4-1　住院天数的非参数检验 40
　　扩展任务 4-2　基于 Excel 分析工具库的描述统计 41

三、自测题 42

第 5 章　PowerPoint 演示文稿制作

一、基本任务 47
　　任务 5-1　演示文稿创建 47
　　任务 5-2　主题应用与幻灯片母版设置 48
　　任务 5-3　相册制作 50
　　任务 5-4　表格与图表插入 51
　　任务 5-5　形状与 SmartArt 图形插入 52
　　任务 5-6　音频与视频编辑 53
　　任务 5-7　链接和动画效果设置 54
　　任务 5-8　幻灯片放映与打印设置 56

二、扩展任务 57
　　扩展任务 5-1　备注母版格式设置与 Word 讲义输出 57
　　扩展任务 5-2　批注与墨迹功能使用 58
　　扩展任务 5-3　节缩放定位与平滑切换效果设置 59

三、自测题 61

第 6 章 Photoshop 图像处理

一、基础任务 66
任务 6-1 蝴蝶图片调整 66
任务 6-2 圆柱体制作 67
任务 6-3 DNA 海报制作 68
任务 6-4 卡通树的绘制 69
任务 6-5 牵牛花图片修饰 71
任务 6-6 "预防近视"海报制作 71

二、扩展任务 73
扩展任务 6-1 郁金香图片调整 73
扩展任务 6-2 天坛海报制作 74
扩展任务 6-3 夜景画框制作 75
扩展任务 6-4 制作医院科室指示牌 77
扩展任务 6-5 校园海报制作 78

三、自测题 79

第 7 章 Mimics 医学图像处理

一、基本任务 84
任务 7-1 DICOM 图像导入与显示效果增强 84
任务 7-2 阈值分割与 3D 预览 85
任务 7-3 脑肿瘤三维重建 86
任务 7-4 股骨骨折拼接 87
任务 7-5 CT-MR 图像融合 88
任务 7-6 上呼吸道阻塞分析 89

二、扩展任务 90
扩展任务 7-1 基于"Pulmonary"工具栏的
气管与肺部三维重建 90
扩展任务 7-2 基于局部阈值方法的肱骨三维重建 91

三、自测题 93

第 8 章 Python 语言程序设计基础

一、基本任务 96
任务 8-1 空腹血糖是否正常的判断 96
任务 8-2 尿酸异常人数的判断 96
任务 8-3 康奈尔医学指数排序 97
任务 8-4 核酸检测结果查询 98

　　　　任务 8-5　网站登录系统设计 98
　　二、扩展任务 99
　　　　扩展任务 8-1　猴子分香蕉问题的求解 99
　　　　扩展任务 8-2　[100，200] 中素数的输出 99
　　三、自测题 100

第 9 章　Python 数据处理

　　一、基本任务 104
　　　　任务 9-1　数组创建与运算 104
　　　　任务 9-2　数组维度与变换 105
　　　　任务 9-3　数组统计函数的实现与应用 105
　　　　任务 9-4　数据导入与导出 107
　　　　任务 9-5　数据分类汇总 107
　　　　任务 9-6　条件查找与替换 108
　　　　任务 9-7　多条件筛选 109
　　　　任务 9-8　数据透视表的应用 109
　　二、扩展任务 110
　　　　扩展任务 9-1　用 pandas 的 groupby 函数实现分类汇总 110
　　　　扩展任务 9-2　心绞痛患者生化指标的离中趋势度分析 111
　　三、自测题 112

第 10 章　Python 数据可视化与科学制图

　　一、基本任务 116
　　　　任务 10-1　条形图的使用 116
　　　　任务 10-2　折线图的使用 117
　　　　任务 10-3　布局函数与饼图的使用 119
　　　　任务 10-4　成对图函数的使用 120
　　二、扩展任务 123
　　　　扩展任务 10-1　降维函数与散点图的使用 123
　　　　扩展任务 10-2　带有置信区间条形图的使用 124
　　三、自测题 127

附　录　自测题参考答案 131

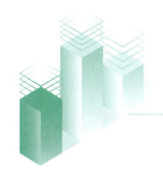

第 1 章 计算机基础知识

一、基本任务

任务 1-1 二进制数转换为十进制数

任务要求

将二进制数 1110010.011 转换为十进制数。

操作步骤

① 将二进制数 1110010.011 按权展开。

$(1110010.011)_2 = 1\times 2^6 + 1\times 2^5 + 1\times 2^4 + 0\times 2^3 + 0\times 2^2 + 1\times 2^1 + 0\times 2^0 + 0\times 2^{-1} + 1\times 2^{-2} + 1\times 2^{-3}$

② 计算二进制数 1110010.011 按权展开式的结果，即为其对应的十进制数。

$1\times 2^6 + 1\times 2^5 + 1\times 2^4 + 0\times 2^3 + 0\times 2^2 + 1\times 2^1 + 0\times 2^0 + 0\times 2^{-1} + 1\times 2^{-2} + 1\times 2^{-3} = (114.375)_{10}$

计算结果：$(1110010.011)_2 = (114.375)_{10}$

任务 1-2 十进制数转换为二进制数

任务要求

将十进制数 53.25 转换为二进制数。

操作步骤

① 用短除法将十进制数的整数部分 53 逐次除以基数 2 直至商为 0。

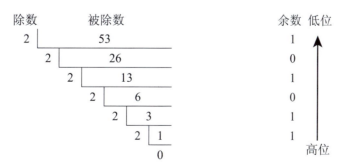

② 将所得余数从下到上依次排列即可得到所求二进制数的整数部分。

$(53)_{10} = (110101)_2$

③ 将十进制数的小数部分乘以基数 2，保留结果整数部分，并将所得结果的小数部分继续乘以 2，直至小数部分为 0 或满足所要求的精度。

乘基数　　　　　　　积的整数部分
0.25×2=0.5　　　　　0
0.5×2=1.0　　　　　　1

④ 将每次所得结果的整数部分从上到下排列即可得到所求二进制的小数部分。

$(0.25)_{10}=(0.01)_2$

⑤ 将二进制结果整数部分与小数部分相拼接即可得到所求二进制数。

计算结果：$(53.25)_{10}=(110101.01)_2$

任务1-3　补码的计算

任务要求

使用补码计算 $(81)_{10}-(72)_{10}$。

操作步骤

① 计算十进制数 81 和 -72 的补码。

$[+81]_{原}=(01010001)_2$　　　$[+81]_{补}=(01010001)_2$

$[-72]_{原}=(11001000)_2$　　　$[-72]_{反}=(10110111)_2$　　　$[-72]_{补}=(10111000)_2$

② 将两数补码相加，若有溢出则将最高位舍弃，剩余八位即为所求结果的补码。

$[+81]_{补}+[-72]_{补}=(01010001)_2+(10111000)_2=(100001001)_2$

将溢出的最高位舍弃，所得结果为 $(00001001)_2$，正数的补码与其原码相同，$(00001001)_2=(9)_{10}$

计算结果：$(81)_{10}-(72)_{10}=(9)_{10}$

二、扩展任务

扩展任务1-1　八进制数转换为十六进制数

任务要求

将八进制数 37.23 转换为十六进制数。

操作步骤

① 将每位八进制数以对应的三位二进制数表示，得到对应的二进制数。

$(37.23)_8=(011111.010011)_2=(11111.010011)_2$

② 将二进制数的整数部分从右至左每四位划分为一组，最后一组不足时在最左侧以 0 补足，小数部分从左至右每四位划分为一组，最后一组不足时在最右侧以 0 补足。

$(11111.010011)_2=(00011111.01001100)_2$

③ 将每组二进制数转换为对应的十六进制数。

$(00011111.01001100)_2=(1F.4C)_{16}$

计算结果：$(37.23)_8=(1F.4C)_{16}$

扩展任务1-2　十二进制数转换为二进制数

任务要求

将十二进制数 $(148)_{12}$ 转换为二进制数。

操作步骤

① 将十二进制数按权展开得到其对应的十进制数。

$(148)_{12}=1\times 12^2+4\times 12^1+8\times 12^0=(200)_{10}$

② 将所得十进制数转换为二进制。

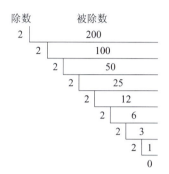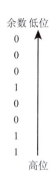

计算结果：$(148)_{12}=(11001000)_2$

三、自测题

（一）单选题

1. 世界上第一台电子数字式计算机是_____。
   A. EDSAC　　　　B. ENIAC　　　　C. EDVAC　　　　D. UNIVAC
2. 依据所使用的主要物理元器件可将计算机发展分为 4 个阶段，第四代计算机的主要元器件是_____。
   A. 电子管　　　　　　　　　　　　B. 晶体管
   C. 集成电路　　　　　　　　　　　D. 大规模、超大规模集成电路
3. 冯·诺依曼提出的"存储程序"思想中负责对数据进行加工处理，可以完成算术运算和逻辑运算的部分是_____。
   A. 运算器　　　　B. 存储器　　　　C. 控制器　　　　D. 输入设备
4. 计算机中的程序都必须加载到_____中才能被 CPU 执行。
   A. 硬盘　　　　　B. 内存　　　　　C. 外存　　　　　D. 光盘
5. 以下不属于计算机输入设备的是_____。
   A. 鼠标　　　　　B. 键盘　　　　　C. 显示器　　　　D. 手写板
6. 操作系统属于_____。
   A. 网络应用软件　　　　　　　　　B. 办公软件
   C. 辅助设计软件　　　　　　　　　D. 系统软件
7. 更接近机器指令的计算机语言是_____。
   A. Java 语言　　　　　　　　　　　B. 机器语言
   C. Python 语言　　　　　　　　　　D. C 语言
8. 二进制数 110111 对应的十进制数是_____。
   A. 56　　　　　　B. 55　　　　　　C. 49　　　　　　D. 53
9. 下面四个数中数值最大的数是_____。
   A. $(1010011010101)_2$　　B. $(AD3)_{16}$　　C. $(5322)_8$　　D. $(2768)_{10}$

10. 1 KB 表示_____。
    A. 1 000 比特　　　B. 1 024 比特　　　C. 1 000 字节　　　D. 1 024 字节
11. 下面字符中，ASCII 码最大的是_____。
    A. %　　　B. <　　　C. @　　　D. s
12. Internet 中 IPv4 地址由_____位二进制数组成。
    A. 8　　　B. 12　　　C. 16　　　D. 32
13. Internet 中负责电子邮件传输的应用层协议是_____。
    A. SMTP　　　B. HTTP　　　C. FTP　　　D. TCP/IP
14. 世界上第一个计算机网络是_____。
    A. ARPANET　　　B. CHINANET　　　C. CERNET　　　D. INTERNET
15. TCP/IP 参考模型中的网络接口层对应于 OSI 参考模型中的_____。
    A. 网络层
    B. 物理层
    C. 数据链路层
    D. 物理层与数据链路层
16. _____是目前传输性能最好的传输介质。
    A. 光纤　　　B. 同轴电缆　　　C. 双绞线　　　D. 电话线
17. OSI 参考模型中的_____负责路径选择。
    A. 数据链路层　　　B. 网络层　　　C. 传输层　　　D. 会话层
18. 在 Internet 域名中，.edu 通常表示_____。
    A. 商业组织　　　B. 政府部门　　　C. 注册教育机构　　　D. 国家或地区
19. 下列关于计算机病毒的描述，不正确的是_____。
    A. 计算机病毒是可以自我复制的、有破坏性的程序
    B. 计算机病毒可以通过网络传播
    C. 计算机病毒只能感染文本文件
    D. 计算机病毒具有潜伏性
20. 下列 IPv4 地址中，是 C 类地址的是_____。
    A. 126.234.234.1　　　B. 172.31.238.107　　　C. 202.204.11.31　　　D. 172.31.236.99

（二）多选题

1. 新型计算机有_____等。
    A. 量子计算机　　　B. 光子计算机　　　C. 生物计算机　　　D. 电子管计算机
2. 硬盘的性能与_____有关。
    A. 硬盘容量　　　B. 硬盘转速　　　C. 硬盘缓存大小　　　D. 硬盘尺寸
3. 下列属于系统软件的有_____。
    A. UNIX　　　B. Excel　　　C. Windows 10　　　D. Word
4. 下列属于 TCP/IP 协议模型中应用层协议的有_____。
    A. HTTP　　　B. DNS　　　C. UDP　　　D. SMTP
5. 常见的网络拓扑结构有_____。
    A. 总线拓扑　　　B. 星状拓扑　　　C. 树状拓扑　　　D. 圆状拓扑
6. 下列关于计算机程序设计语言正确的是_____。
    A. 计算机只能直接执行机器语言程序
    B. 汇编语言属于高级语言

C. 计算机可以直接执行汇编语言程序

D. 高级语言程序必须被处理成机器语言才能被计算机运行

7. 计算机病毒的特点主要包括_____。

  A. 兼容性   B. 传染性   C. 破坏性   D. 可执行性

8. 下列关于"云"的说法，正确的有_____。

  A. "云"集合了多种资源，并自动化管理   B. 云计算可以提供巨大的计算能力

  C. 云计算是一种分布式计算   D. 云计算可扩展

9. Internet 接入方式有_____。

  A. ADSL 接入方式   B. PSTN 接入方式

  C. 无线接入方式   D. 局域网接入方式

10. 计算机技术的发展趋势是_____。

  A. 微型化   B. 巨型化   C. 网络化   D. 智能化

（三）判断题

1. 一个完整的计算机系统通常由硬件系统和软件系统两大部分组成。（ ）
2. CPU 是由运算器和存储器组成的。（ ）
3. 一个字节指的是八位长的二进制数。（ ）
4. 十进制数 -67 的补码是 10111100。（ ）
5. IPv6 地址长度是 64 位。（ ）
6. ADSL 技术的下行信息传输速率高于上行信息传输速率。（ ）
7. 路由器可以根据数据包中的目标逻辑地址判断数据包转发的目标网络。（ ）
8. 不同网段的计算机想要互相连接可以通过路由器来实现。（ ）
9. IEEE 802.11n 是无线局域网标准之一。（ ）
10. 根据云计算的主要服务形式可以将其分成公有云和私有云两类。（ ）

（四）简答题

1. 计算机硬件系统由哪些基本部分组成？各部分的功能是什么？
2. 计算机网络的基本拓扑结构有哪些？
3. 简述你知道的医学信息检索方法。

第 2 章 计算机操作系统

一、基本任务

任务 2-1 Windows 10 "文件资源管理器"中文件的操作

任务要求

在"文件资源管理器"中,进行文件夹的新建、复制、重命名及删除操作。

操作步骤

1. 新建文件夹

打开"文件资源管理器",双击"本地磁盘(D:)",单击"主页"|"新建"|"新建文件夹",输入文件夹名,如"test";或者在"文件资源管理器"空白处右击,在弹出的快捷菜单中选择"新建"|"新建文件夹"选项;或者单击快速访问工具栏中的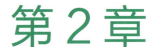图标,新建文件夹。

2. 复制文件夹

打开"文件资源管理器",单击"本地磁盘(C:)",选中 C 盘中要复制的文件夹,单击"主页"|"组织"|"复制到"按钮,在下拉列表中单击"选择位置"选项,在弹出的对话框中选择"本地磁盘(D:)"|"test",单击"复制"按钮,系统将文件夹复制到目标位置(D:\test)中。

3. 重命名文件夹

打开"文件资源管理器",单击"本地磁盘(D:)",右击"test"文件夹,在弹出的快捷菜单中选择"重命名"选项,或者单击"主页"|"组织"|"重命名"按钮,重新命名文件夹。

4. 删除文件夹

打开"文件资源管理器",选中要删除的文件夹,单击"主页"|"组织"|"删除";或者右击文件夹,在弹出的快捷菜单中选择"删除"选项,删除文件夹。

任务 2-2 Microsoft Edge 中扩展功能的应用

任务要求

① Microsoft Edge 浏览器中添加与设置"侧边翻译"扩展。
② 在浏览器中对 PDF 文档进行在线翻译。
③ 隐藏与关闭"侧边翻译"扩展。

操作步骤

1. 添加与设置"侧边翻译"扩展

① 添加"侧边翻译"扩展:打开 Microsoft Edge 浏览器,单击功能栏右上角图标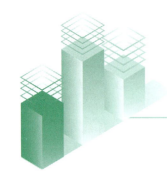,在下拉列表中选择"扩

展"|"获取 Microsoft Edge 扩展"选项,在打开的页面左侧搜索栏中输入"侧边翻译"并按【Enter】键,如图 2-1 所示。单击"侧边翻译"的"获取"按钮,添加扩展。

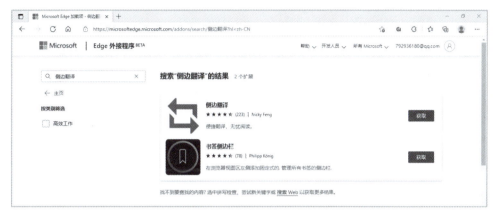

图 2-1 "侧边翻译"搜索结果

② 设置"侧边翻译"扩展:在功能栏中右击"侧边翻译"图标,在弹出的快捷菜单中选择"扩展选项",打开如图 2-2 所示界面,开启"划词后立即翻译"和"双击单词立即翻译"选项。在功能栏中右击"侧边翻译"图标,在下拉列表中选择 "管理扩展",打开如图 2-3 所示界面,单击选中"允许访问文件 URL"复选框。

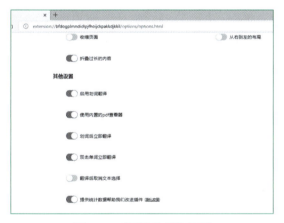

图 2-2 "侧边翻译"设置

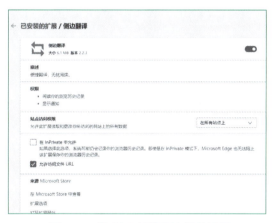

图 2-3 "侧边翻译"更多操作设置

③ 设置好后关闭浏览器。

2. 对打开的 PDF 文档进行翻译

用 Microsoft Edge 浏览器方式打开一篇英文文献,选中其中的一段文字,或单击某一个单词,在页面右侧显示翻译结果。

3. 隐藏与关闭"侧边翻译"扩展

① 隐藏"侧边翻译":在浏览器功能栏中单击 "扩展"|"侧边翻译"右侧的图标,使其变为,隐藏该扩展按钮,但功能仍有效。

② 关闭"侧边翻译":在浏览器功能栏中单击"扩展"|"管理扩展",在打开的页面中关闭已安装的"侧边翻译"扩展,如图 2-4 所示,此时该扩展功能失效。

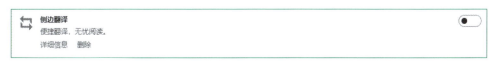

图 2-4 "侧边翻译"扩展关闭

任务 2-3　Windows 10 系统虚拟机环境下 Ubuntu 系统的安装与运行

任务要求

利用 VMware Workstation Player 软件，在 Windows 10 系统下创建虚拟机以实现 Ubuntu 操作系统的安装和使用。具体任务如下：

① 安装 VMware Workstation Player。
② 建立 Ubuntu 虚拟机。
③ 安装 VMware Tools 工具。
④ 注销与关闭 Ubuntu 虚拟机。

操作步骤

1. 安装 VMware Workstation Player

下载 VMware Workstation Player 16（下载网址为 https://www.vmware.com/products/workstation-player.html），根据提示完成安装。

2. 建立 Ubuntu 虚拟机

① 创建 Ubuntu 虚拟机：打开 VMware Workstation Player 主界面，选择"创建新虚拟机"，在打开的"新建虚拟机向导"对话框中选择"稍后安装操作系统"，单击"下一步"按钮，在"选择客户机操作系统"中选择"Linux（L）"，在"版本"中默认为"Ubuntu 64 位"，单击"下一步"按钮，在"虚拟机名称"一栏中输入虚拟机名称，如默认"Ubuntu 64 位"，在"位置"一栏中，单击右侧的"浏览"按钮，指定虚拟机存放的物理磁盘位置，单击"下一步"按钮，指定虚拟机最大磁盘容量，单击"下一步"|"完成"按钮。

② 设置 Ubuntu 虚拟机：在 VMware Workstation Player 主界面中，选中刚刚创建好的"Ubuntu 64 位"虚拟机，单击界面右侧的"编辑虚拟机设置"，如图 2-5 所示。在"虚拟机设置"|"硬件"选项对话框中，可以适当增大内存大小和处理器核数，在"CD/DVD（SATA）"选项中，单击右侧"连接"|"使用 ISO 映像文件"单选按钮，单击"浏览"按钮，在物理磁盘中选择下载好的 Ubuntu 镜像文件（https://ubuntu.com/#download），如图 2-6 所示，单击"确定"按钮，返回到 Vmware Workstation Player 主界面。

③ 启动 Ubuntu 虚拟机：选中虚拟机"Ubuntu 64 位"，单击右侧"播放虚拟机"，启动虚拟机，如图 2-7 所示。

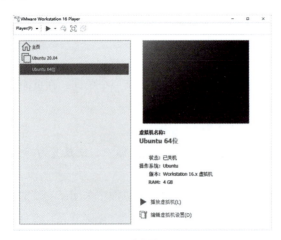

图 2-5　虚拟机界面

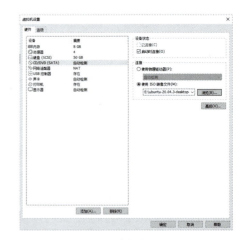

图 2-6　虚拟机设置

④ 安装 Ubuntu 系统：首先选择"系统语言"，如"中文（简体）"，然后选择"键盘布局"，如"Chinese"，此时按下【Win】键，拖动鼠标，单击"继续"按钮。在"安装哪些应用"中选择"正常安装"，接受系统提

示的"将改动写入磁盘并格式化所有分区"后,定位世界地图为"Shanghai",最后创建登录用户名及其密码,上述操作完成后,等待 10 ~ 20 分钟,如图 2-8 所示,系统安装成功后会提示重启。重启后即可正常使用。

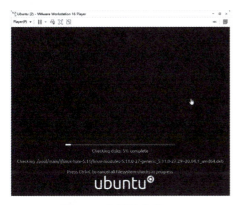

图 2-7　虚拟机启动

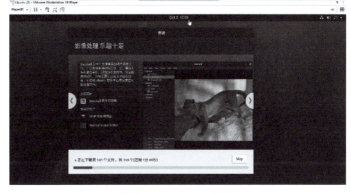

图 2-8　Ubuntu 安装

3. 安装 VMware Tools 工具

启动虚拟机,待进入 Ubuntu 系统后,选择菜单"Player(P)"|"管理"|"安装 VMware Tools",在弹出的窗口中选择"VMware Tools",在打开的对话框中双击"VMwareTools-*.tar.gz"文件夹,选择"提取"按钮,单击左侧"下载"目录,如图 2-9 所示,再单击对话框右上角的"提取"按钮,完成解压。在桌面工作区空白处右击弹出快捷菜单,选择"在终端中打开"命令,输入 sudo ./ vmware-install.pl 命令行,如图 2-10 所示,执行 vmware-install.pl 脚本文件,默认按【Enter】键完成 VMware Tools 的安装,最后重启 Ubuntu 系统。

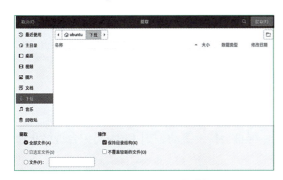

图 2-9　VMware Tools 文件提取

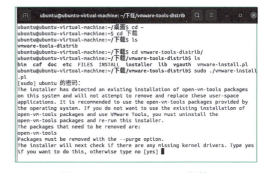

图 2-10　VMware Tools 安装

4. 注销和关闭虚拟机

首次登录 Ubuntu 系统时,会提示一些新特性,默认单击"NEXT"按钮即可。需要注销虚拟机时,单击系统界面右上角的电源按钮,在弹出的对话框中选择"关机/注销"|"注销"命令。需要关闭虚拟机时,单击系统界面右上角的电源按钮,在弹出的对话框中选择"关机/注销"|"关机"命令,如图 2-11 所示。

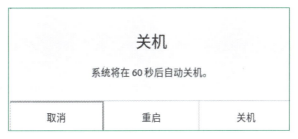

图 2-11　系统关机

任务 2-4 Ubuntu 中【Tab】键与【Ctrl+C】组合键的使用

任务要求

在 Ubuntu 中【Tab】键用于命令行补全，特别是当文件名比较长时非常适用。如果【Tab】键接在一串命令之后，则为命令补全；如果在一串命令的第二个字段后面，则为文件补全。【Ctrl+C】组合键用于终止当前的命令或进程。

在虚拟机中练习这两组键的使用。

操作步骤

① 运行 Ubuntu 20.04 LTS 虚拟机。

② 输入命令。

使用【Tab】键：在终端窗口中输入如下命令，如图 2-12 所示。

```
$ ls[Tab][Tab]          #命令补全，显示以ls开头的所有命令。
$ cd /b[Tab][Tab]       #文件补全。如输入的字符开头的文件不止一个，则按两次【Tab】键，Shell会
                         列出当前目录下所有以b开头的目录。
$ cd /bo[Tab]           #文件补全。如字符开头的文件名不相重，Shell自动将完整的文件名补全。
```

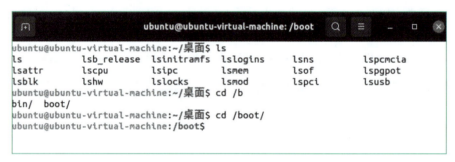

图 2-12 【Tab】键的使用

使用【Ctrl+C】组合键：在终端窗口中输入 find 命令 `$ find`，屏幕会持续滚动，按【Ctrl+C】组合键终止命令，显示提示符。

二、扩展任务

扩展任务 2-1 BitLocker 驱动器对移动存储设备的加密

任务要求

使用 BitLocker To Go 加密 U 盘移动存储设备。

操作步骤

1. 开启 BitLocker 功能

插入 U 盘，打开控制面板，在"查看方式"列表中选择"大图标"，单击"BitLocker 驱动器加密"，在"可移动数据驱动器 –BitLocker To GO"中单击"启用 BitLocker"。

2. 加密 U 盘

在"BitLocker 驱动器加密"|"选择希望解锁此驱动器的方式"中单击选中"使用密码解锁驱动器"，在文本框中输入密码，单击"下一页"按钮，在"你希望如何备份恢复秘钥"中单击"保存到文件"，选择默

认目标的位置,如果忘记密码,可以用来恢复密钥,单击"下一页"按钮,在"选择要加密的驱动器空间大小"中选择"仅加密已用磁盘空间",单击"下一页"按钮,在"选择要使用的加密模式"中选择"兼容模式",单击"下一页"按钮,最后单击"开始加密"按钮,操作系统开始加密 U 盘,如图 2-13 所示。加密的时间依据 U 盘中文件的大小而不同(为了缩短加密时间,首次使用建议选择容量较小的 U 盘),加密进行时不要移除 U 盘。

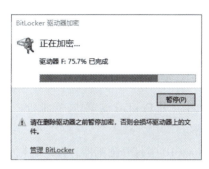

图 2-13　U 盘加密

3. 使用加密 U 盘

加密完成后,打开"文件资源管理器",可以看到 U 盘的图标上多了一把打开的锁,如图 2-14 所示,代表此时 U 盘受 BitLocker 保护且处于解锁状态。如果 U 盘的图标上多了一把黄色的锁,如图 2-15 所示,代表此时设备处于未解锁状态,使用时需要输入密码解锁。

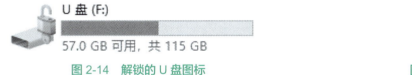

图 2-14　解锁的 U 盘图标

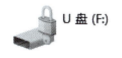

图 2-15　加密后的 U 盘图标

4. 应用 BitLocker 管理功能

使用系统自带的 BitLocker 功能,对加密的 U 盘进行管理。在控制面板中单击"BitLocker 驱动器加密",单击"可移动数据驱动器 –BitLocker To GO"|"BitLocker 已启用"|"解锁驱动器",在弹出的密码对话框中输入密码完成解锁,此时可以使用备份恢复、更改密码、自动解锁、关闭 BitLocker 等加密功能管理 U 盘,如图 2-16 所示。

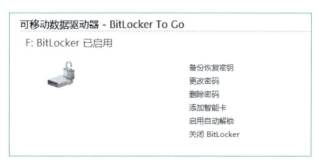

图 2-16　BitLocker 管理

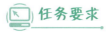 扩展任务 2-2　Ubuntu 20.04 LTS 中 Nginx 的安装与运行

任务要求

在 Ubuntu 20.04 LTS 虚拟机中下载、安装、启动 Nginx,打开浏览器测试 Web 服务器能否正常访问。

> 操作步骤

① 运行 Ubuntu 20.04 LTS 虚拟机。

② 在 Ubuntu Shell 中输入如下命令：

```
$ sudo apt update              #更新软件列表
$ sudo apt upgrade             #升级软件包
$ sudo apt install nginx       #下载并安装Nginx
$ nginx -v                     #查看Nginx版本
$ service nginx start          #启动Nginx服务
$ ifconfig                     #查看网卡的IP地址
```

③ 虚拟机中访问服务器。在虚拟机中打开 FireFox 浏览器，在地址栏中输入 127.0.0.1 或 localhost，如图 2-17 左侧所示，则表示 Web 服务器访问正常。

④ 物理机中访问服务器。在 Windows 10 中打开浏览器，在地址栏中输入 192.168.253.132（此地址为执行 ifconfig 命令后显示的网卡 IP 地址），如图 2-17 右侧所示，则表示 Nginx Web 服务器软件已经安装并运行正常。

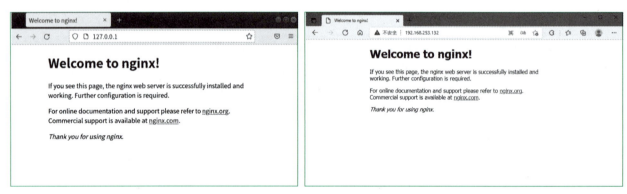

图 2-17　结果显示

三、自测题

（一）单选题

1. 下列不在 Windows 10 "开始"菜单中的是_____。
   A. 动态磁贴　　　　　B. "电源"选项　　　　C. 应用程序列表　　　　D. 操作中心
2. 在"桌面图标设置"窗口中无法添加的桌面图标是_____。
   A. 网络　　　　　　　B. 计算机　　　　　　C. 控制面板　　　　　　D. 设置
3. 下列关于虚拟桌面的描述，不正确的是_____。
   A. 按【Win+Tab】组合键，或单击任务栏中的"任务视图"图标 ▭ 即可打开虚拟桌面
   B. 创建的虚拟桌面有数量限制
   C. 在打开的虚拟桌面中显示当前桌面环境中的窗口
   D. 要删除多余的虚拟桌面，可以单击虚拟桌面列表右上角的"关闭"按钮
4. 下列不属于虚拟桌面的操作有_____。
   A. 新建　　　　　　　B. 保存　　　　　　　C. 切换　　　　　　　　D. 关闭
5. Windows 10 文件资源管理器"主页"功能区不包括_____。
   A. 打开新窗口　　　　B. 复制　　　　　　　C. 删除　　　　　　　　D. 新建文件夹

6. Windows 10 系统设置中，_____选项可以调整电脑的电源和睡眠设置。
   A. 设置　　　　　　　　B. 系统　　　　　　　　C. 应用　　　　　　　　D. 个性化
7. 下列不属于 Windows 10 网络位置类型的是_____。
   A. 公用网络　　　　　　B. 域　　　　　　　　　C. 专用网络　　　　　　D. 企业网络
8. 下列关于 Microsoft 账户的描述，不正确的是_____。
   A. 注册 Microsoft 账户时，需要设置有效的手机号码及邮件地址
   B. 在没有网络的情况下，可以使用本地账户登录 Microsoft 账户
   C. 创建 Microsoft 账户可以访问微软官方网址进行注册
   D. 创建 Microsoft 账户可以通过 Windows 10 的 Microsoft 账户注册链接进行注册
9. 下列不属于 Windows 10 中病毒与威胁防护扫描选项的是_____。
   A. 快速扫描　　　　　　　　　　　　　　　　　B. 完全扫描
   C. 启发式扫描　　　　　　　　　　　　　　　　D. Microsoft Defender 脱机扫描
10. 下列关于防火墙和网络保护的描述，不正确的是_____。
    A. Windows 防火墙属于轻量级的防火墙，不足以保护系统安全，需要安装第三方防火墙软件
    B. 可以在"控制面板"|"系统与安全"中开启或关闭 Windows 防火墙
    C. Windows 防火墙可以保护不同网络环境下的通信安全
    D. 安装第三方防火墙软件，系统自动关闭 Windows 防火墙
11. Windows 10 可以设置的同步功能中不包括_____。
    A. 主题
    B. 某些应用、网站、网络和家庭组的登录信息
    C. 键盘、输入法和显示语言
    D. 文件（夹）布局方式
12. 下列不属于 Microsoft Edge 浏览器窗口组成部分的是_____。
    A. Tab 操作菜单　　　　B. 网络和共享中心　　C. 网络浏览区　　　　D. 标题栏
13. 在 Windows 10 中若想选取磁盘中多个不连续文件的方法是：先单击待选的第一个文件，然后按_____键依次单击待选的文件，直至所有文件选取完成。
    A. Ctrl　　　　　　　　B. Shift　　　　　　　C. Alt　　　　　　　　D. Ctrl+Shift
14. 下列对 InPrivate 浏览模式的描述，不正确的是_____。
    A. 在 Microsoft Edge 浏览器功能栏的"设置及其他"|"新建 InPrivate 窗口"中可以打开 InPrivate 窗口
    B. 默认打开 Microsoft Edge 浏览器即进入 InPrivate 浏览模式
    C. 按【Ctrl+Shift+N】组合键可打开 InPrivate 浏览窗口
    D. 当关闭 InPrivate 窗口时，Microsoft Edge 将删除用户浏览的历史记录、Cookie、站点数据及密码、地址及表单数据，但所属学校、工作场所及网络服务供应商仍有可能访问这些数据
15. 在 Ubuntu 20.04 LTS 中启动文本编辑器 vim，进入编辑模式需要输入_____。
    A. i　　　　　　　　　　B. :　　　　　　　　　C. !　　　　　　　　　D. w
16. Ubuntu 中删除命令 rm，如果想要删除目录及该目录中所有文件需要加上参数_____。
    A. -r　　　　　　　　　B. -f　　　　　　　　　C. -i　　　　　　　　　D. -v
17. Ubuntu 中一般存放各种外部设备文件的目录是_____。
    A. /bin　　　　　　　　B. /dev　　　　　　　　C. /etc　　　　　　　　D. /tmp
18. Ubuntu 20.04 LTS 中执行 Shell 命令，按_____组合键可以终止当前的进程。

A.【Ctrl+C】　　　　B.【Ctrl+D】　　　　C.【Ctrl+B】　　　　D.【Ctrl+F】

19. Ubuntu 中一个文件的权限为 -rw-r-xr--，这个文件的拥有者权限是_____。

    A. 只读　　　　B. 写　　　　C. 读、执行　　　　D. 读、写

20. Ubuntu 中如果文件的权限是按八进制来定义，下列_____值代表了文件的读和写的权限。

    A. 1　　　　B. 4　　　　C. 6　　　　D. 2

（二）多选题

1. 下列关于 Windows 10 的分屏功能描述，正确的是_____。

    A. 使用 Windows 10 的分屏功能可以在同一屏幕中显示多个窗口
    B. Windows 10 支持屏幕四角贴靠分屏
    C. 在桌面环境中使用分屏功能，窗口所占屏幕比例可以是二分之一或四分之一
    D. 采用分屏功能可以避免频繁的窗口间切换

2. Windows 10 的文件资源管理器中，默认显示的选项卡有_____。

    A. 文件　　　　B. 主页　　　　C. 共享　　　　D. 查看

3. 下列关于 Windows 10 任务栏的描述，正确是_____。

    A. 可以从任务栏中移除不常用的图标
    B. 可以将某个程序图标固定到任务栏中
    C. 任务栏只能位于屏幕底部
    D. 任务栏可将多个同类型的文件或程序合并到一个图标中

4. 在 Windows 10 中，任务管理器可以提供下列_____功能。

    A. 显示 CPU 的利用率
    B. 显示系统运行的进程及其详细信息
    C. 显示系统中登录的用户信息
    D. 显示系统中正在运行和已停止的服务

5. 用户登录 Windows 10 操作系统需要的账户类型为_____。

    A. 个人账户　　　B. Microsoft 账户　　　C. 本地账户　　　D. Windows 账户

6. Microsoft 账户登录可以使用的服务或应用有_____。

    A. Office　　　B. Microsoft Store　　　C. OneDrive　　　D. Outlook

7. Windows 10 提供多种登录方式，包括_____。

    A. 字符密码　　　　　　　　B. 图片密码
    C. Windows Hello　　　　　D. Windows Hello PIN

8. 下列属于 Microsoft Edge 浏览器提供的功能有_____。

    A. SmartScreen　　B. 扩展应用　　C. 内置 DPF 工具　　D. InPrivate 浏览

9. 下列关于 Linux 的描述，正确的是_____。

    A. Linux 是一个开源的操作系统　　　　B. Linux 是一个多用户的操作系统
    C. Linux 是一个多任务的操作系统　　　D. Linux 是一个类 UNIX 的操作系统

10. 在 Ubuntu 20.04 LTS 终端窗口执行 Shell 命令，第一个输入的字段是_____。

    A. 选项　　　　B. Shell 脚本　　　　C. 命令　　　　D. 参数

（三）判断题

1. Windows 10 "开始" 菜单可以全屏模式显示。　　　　　　　　　　　　　　（　　）

2. Windows 10 任务栏的 "操作中心" 分上下两部分，下半部分的快捷操作按钮不能编辑。（　　）

3. Windows 10 "开始"菜单的动态磁贴中显示的信息是不变的，不能更新。（ ）
4. 想要使用邮件、联系人、消息等应用程序中原有的数据，必须用 Microsoft 账户登录才可以在 Windows 10 操作系统中显示出来。（ ）
5. Microsoft Edge 浏览器打开的标签页可以通过 "Tab 操作菜单" 调整为垂直显示。（ ）
6. 不同的 Linux 发行版本具有不同的内核。（ ）
7. Ubuntu 系统中计算机的软硬件资源都可以抽象为文件。（ ）
8. Ubuntu 系统中 Shell 是用户与内核进行交互操作的一种接口。（ ）
9. 通常情况下，在 Ubuntu 系统中普通用户要执行 root 权限的命令时，需要在命令前加 sudo。（ ）
10. 在 Vim 编辑器中，输入命令 ":wq" 可以保存文件并退出 Vim。（ ）

（四）简答题

1. 简述在 Microsoft Edge 中安装、使用 Mendeley 文献管理扩展的步骤与方法。
2. 在 Linux 中，如果 jsj1、jsj2、jsj3 同属于 jsjgroup 组，试说明：
① 下面两个文件的拥有者及其相关的权限分别是什么？

-rw-r--r-- 1   root   root   14   8月 4   14:30   hello.txt
-rwxrw-r-- 1   jsj1   jsjgroup   8980   7月 22 18:32   ex_desk

② 如果目录为下面的形式，请问 jsjgroup 组中的成员与其他人是否可以进入该目录？

drwxr-xr-- 1   jsj1   jsjgroup   4096   7月 22 18:44   images

3. 除了 VMware Workstation 外，你还了解哪些目前使用广泛的、支持在 Windows 10 中安装 Ubuntu 系统的虚拟化工具。

第 3 章 Word 文字处理

一、基本任务

任务 3-1 创建及编辑模板日历

任务要求

① 新建时间为 2022 年 1 月份的"快照日历"模板。
② 副标题处输入"1月，你好！"。
③ 删除"职务"及其下面文本框内内容，在"职务"处输入"新年新气象"，并调整位置。
④ 设置日历主题为"环保"，颜色为"黄绿色"。
完成后部分效果图如图 3-1 所示。

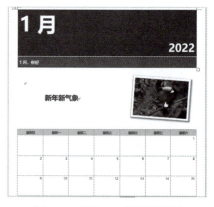

图 3-1　任务 3-1 部分效果图

操作步骤

1. 创建特定日期模板日历

① 新建"快照日历"模板：启动 Word 软件，在 Word 模板中选择页面右侧区域的"快照日历"模板，打开如图 3-2 所示的"创建"面板，单击"创建"按钮完成。

② 选择日历日期：进入新建模板日历后，打开如图 3-3 所示的"选择日历日期"对话框，设置月份为"1月"，年份为"2022"，单击"确定"按钮，可以看到此时新增了"Calendar"选项卡。

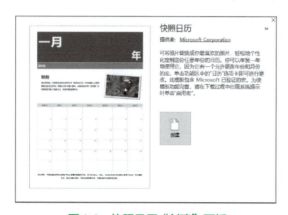

图 3-2　快照日历"创建"面板

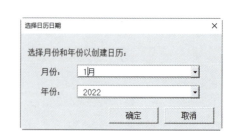

图 3-3　"选择日历日期"对话框

2. 编辑模板日历

① 文本位置调整：删除"职务"及其下面文本框内的内容，在"职务"处输入"新年新气象，使用回车键【Enter】和空格键【Space】调整位置如图 3-1 所示。

② 日历主题、颜色设置及时间修改：单击"Calendar"|"Themes"按钮，在其下拉列表中选择"环保"主题，单击"Calendar"|"颜色"按钮，在其下拉列表中选择"黄绿色"颜色。另外，如需修改日历时间，可单击"Calendar"|"Calendar"|"Select New Dates"按钮打开图 3-3 对话框重新设置。

任务 3-2　文本的批量和带格式修改

任务要求

① 批量修改素材"实验任务 3-2.docx"文档中的"收缩压"为"高压"，"舒张压"为"低压"。

② 将文件中字体为"宋体"，字号为"四号"，内容为"高压"的文本替换为字体为"楷体"，字号为"三号"，内容为"高压的正常值"，字体颜色为"红色"。

完成后替换部分截图效果如图 3-4 所示。

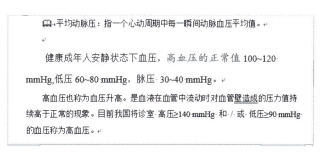

图 3-4　任务 3-2 效果图

操作步骤

1. 文字的一次性批量修改

① 打开"查找和替换"对话框：单击"开始"|"编辑"|"替换"按钮，打开"查找和替换"对话框的"替换"选项卡。

② 文字批量修改：在"替换"选项卡的"查找内容"后文本框内输入"收缩压"，在"替换为"后文本框内输入"高压"，单击"全部替换"按钮完成批量修改"收缩压"为"高压"。用同样的方法，实现批量修改"舒张压"为"低压"。

2. 文字高级查找和替换

① 高级查找设置：光标置于"查找内容"后文本框内，输入查找内容"高压"，单击对话框左下方的"更多"按钮，打开"查找和替换"扩展对话框，单击左下方"格式"按钮，在此按钮的下拉列表中选择"字体"，打开"查找字体"对话框，设置"中文字体"为"宋体"，字号为"四号"，单击"确定"按钮返回"查找和替换"扩展对话框。

② 高级替换设置：光标置于"替换为"后文本框内输入"高压的正常值"，单击左下方"格式"按钮，在此按钮的下拉列表中选择"字体"，打开"替换字体"对话框，设置"中文字体"为"楷体"，字号为"三号"，颜色为"红色"，单击"确定"按钮返回"查找和替换"扩展对话框，具体设置结果如图 3-5 所示，单击"全部替换"按钮完成。

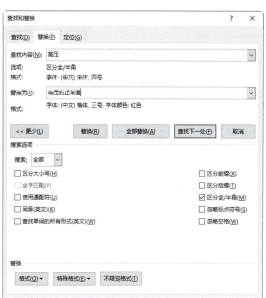

图 3-5　"高级查找替换"对话框设置结果

任务 3-3 文档格式化

任务要求

① 在素材"实验任务 3-3.docx"文档中"2 字符"处新设置一个"左对齐式"制表位,并将当前第三个制表位的对齐方式由原来的"左对齐"改为"居中对齐"方式。

② 中文字体设置为宋体小五号字,英文字体设置为 Times New Roman 小五号字。

③ 行首插入倾斜的项目符号"γ"。

完成后效果如图 3-6 所示。

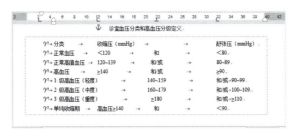

图 3-6　任务 3-3 效果图

操作步骤

1. 表格转换为文字

① 表格选择:将光标置于在文档"实验任务 3-3.docx"表格中任意位置,表格左上角出现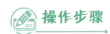标识,单击此标识选中整个表格。

② 表格转换为文字:单击"表格工具|布局"|"数据"|"转换为文本"按钮,打开如图 3-7 所示的"表格转换成文本"对话框,单击"确认"按钮。

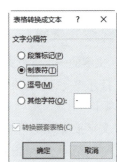

图 3-7　"表格转换成文本"对话框

2. 制表位设置

① 打开"制表位"对话框:单击"开始"|"段落"组右下角的功能扩展按钮 ,打开"段落"对话框,单击其中的"制表位"按钮打开。

② 制表位添加及对齐方式设置:在"制表位"对话框"制表位位置:"下的文本框内输入:2,在"对齐方式"区域选中"左对齐"单选按钮,单击"设置"按钮添加新制表位;用同样的方法选择当前第三个制表位,制表位位置在"21.67 字符"处的制表位,将其对齐方式由"左对齐"修改为"居中对齐",单击"确定"按钮完成设置并关闭"制表位"对话框。

3. 字体格式设置

① 打开"字体"对话框:单击"开始"|"字体"组右下角的功能扩展按钮 打开"字体"对话框。

② 设置字体格式:在"字体"选项卡,单击"中文字体"下文本框右侧下拉箭头,选择"宋体",同样,单击"西文字体"下文本框右侧下拉箭头,选择"Times New Roman"。在"字号"下拉列表中使用上或下箭头选择"小五",单击"确定"按钮完成。

4. 项目符号设置

① 打开"定义新项目符号"对话框:单击"开始"|"段落"|"项目符号"按钮 ,在打开的"常用项目符号"面板中单击"定义新项目符号"。

② 插入项目符号:在"项目符号字符"区域单击"符号"按钮打开"符号"对话框,单击"字体"右侧文本框下拉箭头选择"Wingdings",选择符号"γ",单击"确定"按钮返回"定义新项目符号"对话框,单击"确定"按钮完成。

③ 项目符号设置:单击插入的任意一个"γ"符号选中项目符号列,单击"开始"|"字体"|"*I*"按钮。

任务 3-4 图片及其边框、文档页面边框的设置

任务要求

① 在素材"实验任务 3-4.docx"文档中插入素材图片"健康生活.jpg"。
② 删除图片背景,并设置图片紧密贴合文字。
③ 在页面上方添加艺术型页面边框。
完成后效果如图 3-8 所示。

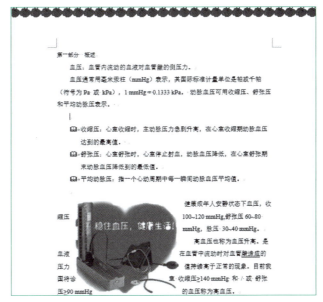

图 3-8　任务 3-4 效果图

操作步骤

1. 图片编辑

① 插入图片:单击"插入"|"插图"|"图片"按钮,插入素材图片"健康生活.jpg",如图 3-9 左侧图所示。

② 删除图片背景:单击"图片工具|格式"|"调整"|"删除背景"按钮,打开"背景消除"选项卡,且整个图片区域变为由粉色填充,单击"优化"|"标记要保留的区域"按钮,此时,移动到图片区域的鼠标变为"笔"的形状,按下鼠标左键不放移动笔涂抹图片如图 3-8 中所示的区域,涂抹的同时观察图片,看到笔涂抹过的区域恢复到图片本来的颜色,如图 3-9 右侧图所示为有用笔涂抹过部分区域的图片。涂抹完成后,如果发现仍有粉色区域是需要的部分,可以再次用笔继续涂抹。或者发现涂抹后的区域有不需要的部分,单击"优化"|"标记要删除的区域"按钮,恢复本来颜色图片内拖动笔涂抹不需要部分为粉色区域,单击"关闭"|"保留更改"按钮完成。

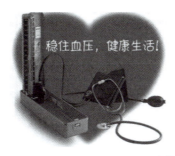 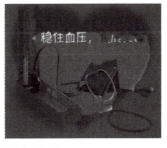

图 3-9　删除图片背景过程

③ 设置图片和文字关系并编辑图片顶点：单击"图片工具|格式"|"排列"|"环绕文字"按钮，打开其下拉列表，选择"紧密型环绕"，然后在此下拉列表中选择"编辑环绕顶点"，编辑图片边界，使顶点尽量贴合图片边缘，单击图片区域外任意位置结束顶点编辑，按照图 3-8 调整图片到文档中位置。

2. 页面边框设置

① 打开"边框和底纹"对话框：单击"设计"|"页面背景"|"页面边框"按钮。

② 设置页面边框：在"页面边框"选项卡"样式"区域"艺术型"下拉列表中选择" 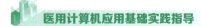 "类型，调整"宽度"为 18 磅，在"预览"区域取消下、左和右边框，单击"确定"按钮完成。

任务 3-5 形状和文本框格式设置

任务要求

① 打开素材文件"实验任务 3-5.docx"，在其中插入如图 3-10 效果所示的形状。

② 设置其透明度为 60%，并置于文字上方。

③ 文档中插入文本框，设置文本框内文字距离文本框的上、下、左、右边距都为 0，并在其中输入内容"高血压严重危害人类生命健康，需积极提早预防"。

完成后效果如图 3-10 所示。

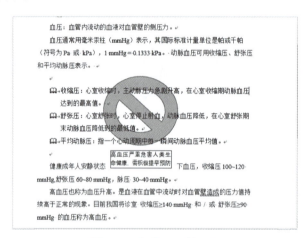

图 3-10 任务 3-5 效果图

操作步骤

1. 形状编辑

① 插入形状：单击"插入"|"插图"|"形状"按钮，在其下拉列表中选择形状🚫，在文档中拖动鼠标，插入图 3-10 所示的位置。

② 设置形状格式：单击"绘图工具|格式"|"形状样式"|"形状填充"按钮，在其下拉列表中选择"其他填充颜色"，打开如图 3-11 所示的"颜色"对话框，在下方"透明度"区域中设置透明度为 60%，单击"确定"按钮返回，在"大小"组设置高度为"4.5 厘米"，宽度为"5 厘米"，单击"排列"|"环绕文字"按钮，在其下拉列表中选择"浮于文字上方"。

2. 文本框编辑

① 插入文本框：单击"插入"|"文本"|"文本框"按钮，在其下拉列表中选择"简单文本框"。

② 设置文本框格式：右击弹出快捷菜单选择"设置形状格式"，打开"设置形状格式"面板，单击"形状选项"下第三个按钮"布局属性"，如图 3-12 所示，设置文本框内文字距离文本框的上、下、左、右边距都为 0，清空文本框并在其中输入信息"高血压严重危害人类生命健康，需积极提早预防"，在"绘图工具|格式"|"大

小"组设置文本框高度为"1.13 厘米",宽度为"4.08 厘米",单击"排列"|"对齐"按钮,在其下拉列表中选择"水平居中"和"垂直居中",拖动文本框到图 3-10 所示的位置。

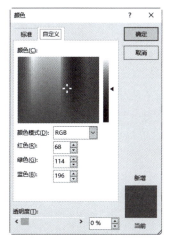

图 3-11 "颜色"对话框

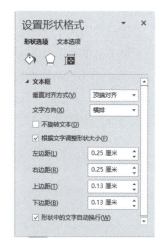

图 3-12 "设置形状格式"面板

任务 3-6 表格格式设置和数据计算

任务要求

① 打开素材文件"实验任务 3-6.docx",将文档中文本转换成 5 行 ×3 列的表格。

② 表格第 1 列前插入"编号"列,第 5 行下面插入一行,在第 6 行第 3 列计算"平均知晓率"。

③ 使用拆分多个单元格设置表格第 6 行内容,设置表格中的对齐方式为"水平居中",并设置表格为三线表格。

完成后效果如图 3-13 所示。

编号	年份	调查人数	高血压知晓率
1	2004-2009	500,223	30.5%
2	2012	97,200	46.5%
3	2012-2015	451,755	46.9%
4	2014-2017	1,738,886	36%
四个不同研究调查		平均知晓率	39.98%

图 3-13 任务 3-6 效果图

操作步骤

1. 表格编辑

① 插入表格:选中文档中所有文字,单击"插入"|"表格"|"表格"按钮,在其下拉面板中选择"文本转换成表格",打开"将文字转换成表格"对话框,单击"确定"按钮,文本转换成 3(列)×5(行)表格。

② 插入表格列:将光标位于表格第 1 列任意行,单击"表格工具|布局"|"行和列"|"在左侧插入"按钮,在当前表格第 1 列之前插入一空白列,在此列第 1 行输入"编号",第 2 行到第 5 行输入数字"1"到"4"。

③ 插入表格行:光标置于表格第 5 行行尾,按【Tab】键。

2. 表格数据计算及编辑

① 计算平均知晓率:光标置于第 6 行第 4 列,单击"表格工具|布局"|"数据"|"公式"按钮,打开如

图 3-14 所示的"公式"对话框,在此对话框"公式"下文本框内输入"=AVERAGE(ABOVE)*100",单击"确定"按钮完成。

② 拆分多个单元格:选中第六行前三个单元格,单击"表格工具|布局"|"合并"|"拆分单元格"按钮,打开"拆分单元格"对话框如图 3-15 所示,设置拆分"列数"为"2",行数为"1",勾选下方的"拆分前合并单元格",拆分后第 1 个单元格内输入"四项不同研究调查",第 2 个单元格内输入"平均知晓率"。

③ 设置表格格式:选中整个表格,单击"表格工具|布局"|"对齐方式"|"水平居中"按钮,设置对齐方式,单击"开始"|"段落"|"边框"下拉按钮,在其下拉列表中选择"边框和底纹",打开"边框和底纹"对话框设置表格为三线表格,按照图 3-13 调整表格的各列宽度。

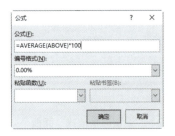

图 3-14 "公式"对话框

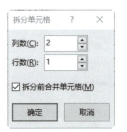

图 3-15 "拆分单元格"对话框

任务 3-7 批注和修订的使用

任务要求

① 打开素材文件"实验任务 3-7.docx",将文档设置为修订状态,并设置修订用户名为"Administrator"。
② 设置文档中第 1 段的字体为"黑体",字号为"小三"。
③ 为第 2 段中"血压"添加批注"注意概念",并使用用户名"Lenovo"答复批注为"已修改"。
④ 修改文档中的"脉压"为"脉搏压",并设置修订中的"插入内容"格式为"加粗","删除内容"格式为"双删除线"。

完成后效果如图 3-16 所示。

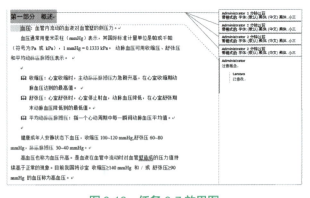

图 3-16 任务 3-7 效果图

操作步骤

1. 设置修订状态与修订作者

① 设置修订状态:单击"审阅"|"修订"|"修订"按钮,使其为选中状态。
② 修改批注作者用户名:单击"审阅"|"修订"组右下角的功能扩展按钮,打开如图 3-17 所示的"修订选项"对话框,单击对话框中的"更改用户名"按钮,打开如图 3-18 所示的"Word 选项"对话框,在"常

规"选项卡的"对 Microsoft Office 进行个性化设置"区域,设置其中"用户名"为"Administrator",单击"确定"按钮。

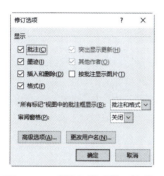

图 3-17 "修订选项"对话框

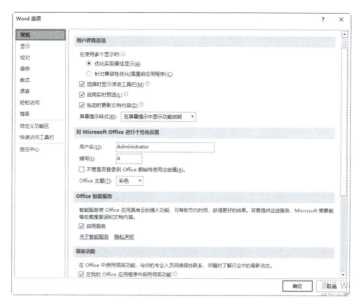

图 3-18 "Word 选项"对话框

2. 设置字体格式,添加批注并答复

① 设置字体格式:选择文档第 1 段,单击"开始"|"字体"组的"字体""字号"按钮 黑体 小三 设置。

② 添加批注:单击"审阅"|"新建批注"添加批注"注意概念"。

③ 设置修订作者信息并答复批注:按照上述步骤 1 中的修改修订作者用户名方法设置新用户名为"Lenovo",在批注框内选择"答复",设置答复内容为"已修改"。

3. 文本内容修改与修订格式设置

① 文本内容修改:参照任务 3-2,批量修改文档中的"脉压"为"脉搏压"。

② 修订格式设置:单击图 3-17 中的"高级选项"按钮,打开如图 3-19 所示的"高级修订选项"对话框,单击"插入内容"后文本框右侧下拉按钮,设置格式为"加粗",并单击"删除内容"后文本框右侧下拉按钮,在下拉列表中设置格式为"双删除线"。

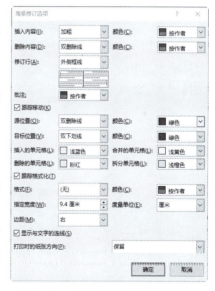

图 3-19 "高级修订选项"对话框

二、扩展任务

扩展任务 3-1 插入公式和数字笔书写信息,并翻译文本

任务要求

① 打开素材文件"扩展任务 3-1.docx",在其中插入内置公式中的"二次公式"。

② 插入新公式,"圆周长"公式,设置其格式为:字体"Times New Roman",字号"小二",颜色"紫色",字形"倾斜",并保存到公式库。

③ 使用墨迹公式功能插入正方形面积公式。

④ 在公式下方，使用数字笔中的"红色，0.5 毫米，笔"手写输入信息"插入公式"，设置其大小，高度"1.5 厘米"，宽度"6 厘米"，并调整位置。

⑤ 将文档中第一段翻译为英语，并直接插入第一段下方。

完成后效果如图 3-20 所示。

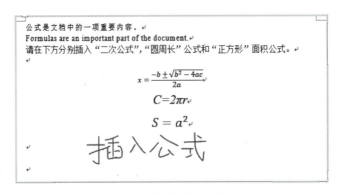

图 3-20　扩展任务 3-1 结果

操作步骤

1. 插入内置公式和新公式，并设置新公式格式

① 插入内置公式：单击"插入"|"符号"|"公式"下拉按钮，在其下拉菜单中选择内置公式的"二次公式"。

② 插入公式：单击"插入"|"符号"|"公式"下拉按钮，选择下拉菜单中的"插入新公式"，文档编辑区域添加了文本"在此处键入公式"，在此区域输入圆周长公式，"C=2πr"，其中"2""r"使用键盘直接输入，单击"公式工具|设计"|"符号"|"其他"下拉按钮，打开如图 3-21 所示的下拉面板，在其中选择"π"输入。

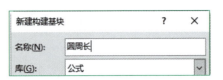

图 3-21　"公式工具|设计"|"符号"|"其他"下拉面板

③ 设置公式格式：选中新插入公式，单击"公式工具|设计"|"转换"|"abc 文本"按钮，将公式设置为文本格式，在"开始"|"字体"组中设置字体"Times New Roman"，字号"小二"，颜色"紫色"，字形"倾斜"。

④ 保存新公式：选中新插入公式，单击公式右侧下拉按钮，如图 3-22 所示，在打开的下拉面板中选择"另存为新公式"，打开如图 3-23 所示"新建构建基块"对话框，在"名称"后文本框内输入"圆周长"，单击"确定"按钮保存公式。

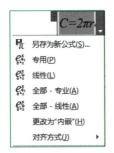

图 3-22　"公式设置"下拉面板

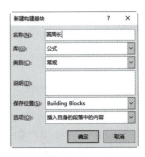

图 3-23　"新建构建基块"对话框

2. 使用墨迹公式插入手写公式

① 打开"数学输入控件"对话框：单击"插入"|"符号"|"公式"下拉按钮，在下拉列表中选择"墨迹公式"，打开"数学输入控件"对话框如图 3-24 所示。

② 手写输入公式：鼠标指针移到"在此处写入数学公式"区域，指针变为 + 形状，在该区域按下鼠标左键拖动鼠标输入公式 S=a², 并在对话框"在此处预览"区域显示识别出的公式。

③ 编辑墨迹公式：单击"数学输入控件"对话框中的"选择和更正"按钮，弹出"选择和更正"面板，如图 3-25 所示，选择"2（数字二）"单击"插入"完成。

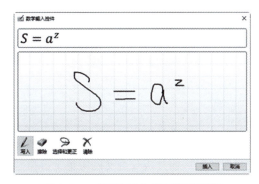

图 3-24　"数学输入控件"对话框

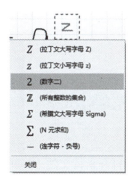

图 3-25　"选择和更正"面板

3. 插入手写笔书写信息

① 添加书写笔：单击"绘图"|"笔"|"添加笔"下拉按钮，打开如图 3-26 所示下拉面板，选择其中的"笔"，可看到在"笔"区域已添加了新的笔，并呈现选中状态。

② 设置书写笔：单击添加"笔"右侧的下拉按钮，在打开的图 3-27 所示面板中"粗细"区域设置为"0.5 mm"，"颜色"区域选择"红色"。

③ 手写输入信息并设置大小：单击"绘图"|"工具"|"绘图"按钮，在公式下方输入手写信息"插入公式"，单击"绘图"|"转换"|"将墨迹转换为形状"按钮，选择手写信息，在"绘图工具|格式"|"大小"组设置其高度"1.5 厘米"，宽度"6 厘米"。

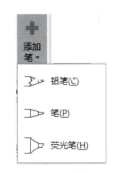

图 3-26　"添加笔"下拉面板

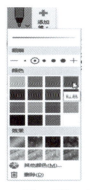

图 3-27　"书写笔"下拉面板

4. 翻译文本

① 打开翻译面板：选中文档"扩展任务 3-1.docx"中第一段，单击"审阅"|"语言"|"翻译"下拉按钮，打开如图 3-28 所示下拉面板，选择"翻译所选内容"，文档右侧打开"翻译工具"翻译，如图 3-29 所示。

② 设置翻译选项：单击"翻译工具"面板"选择"按钮下的"源语言"后的语言选择下拉按钮，选择源语言"中文（简体）"，同样，选择目标语言"英语"，返回到文档，单击第一段行尾，按【Enter】键插入回车符，单击"翻译工具"面板"插入"按钮将第一段的翻译结果插入其下方。

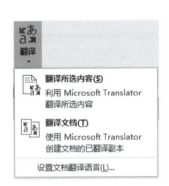

图 3-28 "翻译"面板

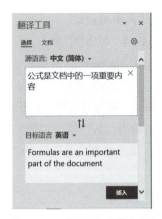

图 3-29 "翻译工具"面板

扩展任务 3-2 LaTeX 排版

任务要求

① 打开素材文件"扩展任务 3-2.docx",按照结果图,实现各层标题排版及全文的中英文混排。
② 插入公式、图片、表格等对象。
③ 插入摘要、目录。
④ 插入文章标题和作者信息,并按照文章结构实现分页显示。
完成后效果如图 3-30 所示。

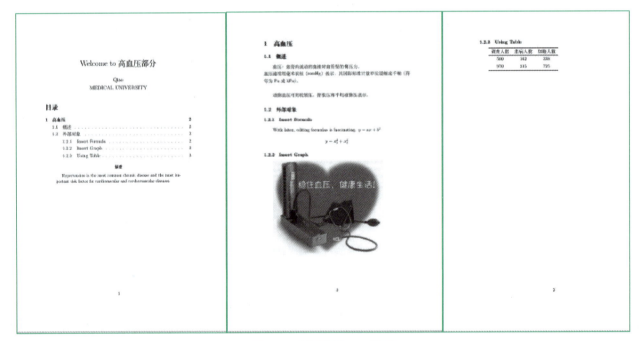

图 3-30 扩展任务 3-1 结果

操作步骤

1. LaTeX 基础

① 打开 LaTeX 编辑器:本教材使用的编辑器为 TeXworks,打开 TeXworks。
② 编写 LaTeX 排版框架:在 TeXworks 中输入如下程序源代码。

```
%导言区
\documentclass{article}          %使用article文档类型格式排版
\usepackage{amsmath}             %公式宏包
\usepackage{graphicx}            %插图宏包
...                              %其他宏包，运行过程中，此部分需删除
%正文部分
\begin{document}
...                              %排版内容
\end{document}
```

③ 运行源代码：单击工具栏▶按钮后文本框右侧的三角下拉菜单，选择"pdfLaTeX"，单击▶运行。

2. 文档内容排版

① 中英文混排：使用中文可调用宏包"ctex"，调用方法和调用其他宏包一样，在上述代码的导言区加入"\usepackage{ctex}"。

② 各层标题的排版：章节为 \section{第一层标题}，\subsection{第二层标题}，\subsubsection{第三层标题}，按照文档"扩展任务 3-1.docx"格式，在上述代码的正文中排版内容区域加入以下代码：

```
\section{高血压}
\subsection{概述}
\subsection{外部对象}
\subsubsection{Insert Formula}
\subsubsection{Insert Picture}
\subsubsection{Using Table}
```

③ 正文内容排版：按照文档"扩展任务 3-1.docx"格式，正文部分内容对应到各层标题下方，段落格式分情况设置。

- LaTeX 默认首行缩进，而且不管输入源代码内内容是否换行，LaTeX 都默认不换行。
- 首行无缩进可在首行内容前使用命令"\noindent"，其余行换行无缩进可在内容前使用命令"\\"或"\par \noindent"。
- 换行有缩进可使用命令"\par"。
- 输入空行可使用命令"\\"。

则，概述部分排版代码如下，即将如下代码插入代码"\subsection{概述}"和"\subsection{外部对象}"之间，而 \subsection{外部对象}Insert Formula 下文本直接输入即可。

血压：血管内流动的血液对血管壁的侧压力。
\\血压通常用毫米汞柱（mmHg）表示，其国际标准计量单位是帕或千帕（符号为Pa 或 kPa）。
\\
\par 动脉血压可用收缩压、舒张压和平均动脉压表示。

④ 运行源代码：由于此段代码调用了中文宏包"ctex"，使用"pdfLaTeX"，运行时会出现错误提示，改用"XeLaTeX"运行即可，以后的运行也都使用"XeLaTeX"。

3. 插入公式

① 行内公式：出现在一行之内的公式，和正文在同一行显示，可以用下面 3 种方式表示，"$……$"或"\(…\)"或"\begin{math}…\end{math}"按照文档"扩展任务 3-1.docx"页面所示位置插入行内公式 $y=ax+b^2$。

② 行间公式：位于两行之间的公式，在单独一行居中显示，也可以用下面 3 种方式表示，"$$……$$"或"\[…\]"或"\begin{displaymath}…\end{displaymath}"在行内公式下方插入行间公式 $y=x_1^2+x_2^2$。

③ 插入公式代码：使用 3 种方式中任意一种方式插入行内和行间公式，代码为

```
$y=ax+b^2$
\[y=x_1^2+x_2^2\]
```

4．插入图片

① LaTeX 源文件可插入的图片格式有 EPS、PDF、PNG 和 JPEG。

② 插入图片"a.png"：插入图片前，将图片和文本文档放在同一个文件夹内，将代码"`\includegraphics{a.png}`"输入到"`\subsubsection{Insert Picture}`"下。

5．插入表格

插入表格时需要确定表格的行、列对齐模式和表格边框，由 tabular 环境完成，其构成如下：

- Tabular { 参数 1，参数 2，…}，表格中列的模式，有几个参数，表格就有几列，每个参数取值 l、c、r，分别表示左对齐、居中对齐、右对齐。
- 行与行之间用符号"\\"分割。
- 每行内部表项用符号"&"分割。
- 表格中的横线用命令"\hline"生成。

则插入一个 3（列）×3（行），列全部居中的三线表格代码如下，其数据如素材表格中数据，位置为 \subsubsection{Using Table}"下。

```
\begin{tabular}{c c c}
\hline
调查人数 & 患病人数 & 知晓人数\\
\hline
500 & 162 & 338 \\
970 & 245 & 725 \\
\hline
\end{tabular}
```

6．插入摘要和目录

① 摘要环境：摘要需要"abstract"环境，其命令为

```
\begin{abstract}
摘要内容
\end{abstract}
```

使用该环境自动生成用粗体字居中排版的摘要标题"abstract"。

② 插入摘要：使用素材文件摘要中文本替换"abstract"环境的"摘要内容"，并将该段代码插入"\begin{document}"内开始位置。

③ 插入目录：生成章节目录命令为"\tableofcontents"，将此命令直接插入摘要环境命令前即可。

7．插入文章标题、作者信息

① 插入文章标题：使用命令"\title{...}"实现。

② 插入作者信息：使用命令"\author{...}"实现，如果作者信息同时包括作者姓名与单位信息，则可以在作者姓名和信息之间，使用命令"\\"，分两行分别显示作者姓名和单位信息，用命令"\author{Qiao \\CAPITAL MEDICAL UNIVERSITY}"实现。

③ 设置日期信息：插入文章标题和作者信息的同时，Latex 默认插入当前日期信息，如果不希望插入日期信息，可在命令行"\author{...}"下面输入命令行"\date{ }"。

④ 完成插入：文章标题和作者信息代码可以在导言区即"\begin{document}"前插入，但是正文中只有使用了"\maketitle"后才会显示插入的内容，即需要在"\begin{document}"内代码部分，输入命令"\maketitle"。

8．分页显示

① 分页设置：上述部分排版完成后，可以看到文章标题、目录、摘要和部分正文在同一页显示，文档排版时，通常需要将文章标题、目录、摘要和正文分开页显示。

② 分页显示：使用命令"\newpage"可以强制分页，因此，在摘要代码的下一行插入此命令。另外，为了文档版面效果，在命令行"\subsubsection{Using Table}"之前也插入了强制分页。

三、自测题

（一）单选题

1. Word 2019 文档扩展名的缺省类型是_____。
   A．DOC　　　　　　B．DOT　　　　　　C．DOCX　　　　　　D．TXT

2. Word 中关于突出显示描述正确的是_____。
   A．可以更改突出显示的颜色
   B．突出显示的效果与添加边框类似
   C．突出显示设置后不能取消
   D．取消突出显示使用格式菜单中的边框与底纹项

3. Word 编辑状态下，打开一个文档进行"保存"操作后，该文档_____。
   A．被保存在原文件夹下　　　　　　B．可以保存在已有的其他文件夹下
   C．可以保存在新建文件夹下　　　　D．保存后文档被关闭

4. 在 Word 编辑状态打开一个文档，对文档做了修改，进行"关闭"文档操作后是_____。
   A．文档被关闭，并保存修改后的内容
   B．文档不能关闭，并提示是否保存
   C．文档被关闭，修改后的内容不能被保存
   D．文档不能关闭，且自动保存了对文档的修改

5. 关于 Word 2019 的选项卡，下列描述错误的是_____。
   A．选项卡可以被改变　　　　　　B．选项卡可以被隐藏
   C．选项卡可以自定义　　　　　　D．选项卡是固定不变的

6. 在 Word 的编辑状态，若打开文件名为"ABC.docx"的文档，修改后另存为"CBA.docx"，则文档"ABC.docx"_____。
   A．被文档"CBA.docx"覆盖　　　　B．"ABC.docx"被修改未关闭
   C．"ABC.docx"被修改并关闭　　　D．"ABC.docx"未修改被关闭

7. 在 Word 编辑状态下．使插入点快速移动到文档尾的操作是按_____键。
   A．【PgUP】　　　B．【Alt+End】　　　C．【Ctrl+End】　　　D．【PgDn】

8. 在 Word 编辑状态下，将整个文档选定的组合键是_____。
   A．【Ctrl+A】　　B．【Ctrl+C】　　C．【Ctrl+V】　　D．【Ctrl+X】

9. 在 Word 编辑状态下，将剪贴板上的内容粘贴到当前光标处，使用的是_____组合键。
   A．【Ctrl+X】　　B．【Ctrl+V】　　C．【Ctrl+C】　　D．【Ctrl+A】

10. 在 Word 编辑状态下进行"替换"操作时，应使用_____。
    A．"开始"功能区"编辑"组"替换"按钮
    B．"编辑"功能区"插入"组"替换"按钮
    C．"格式"功能区"插入"组"替换"按钮

D. "插入"功能区"编辑"组"替换"按钮

11. 在 Word 编辑状态下，连续进行两次"插入"操作，当单击一次"撤销"按钮后_____。
    A. 将两次插入的内容全部取消
    B. 将第一次插入的内容全部取消
    C. 将第二次插入的内容全部取消
    D. 两次插入的内容都不被取消

12. 在 Word 文档窗口中，若选定的文本块里包含有几种字体和字号的汉字，则"字体"功能区字号框中显示_____。
    A. 首字符的字号
    B. 文本块中最大的字号
    C. 文本块中最小的字号
    D. 空白

13. Word 中的项目符号和项目编号可添加在_____。
    A. 选中的所有段落开头
    B. 段落中除开头外任意位置
    C. 选中的所有段落末尾
    D. 选中的所有段落的第 1 个段落末尾

14. 在 Word 编辑状态下，在文档当前页底端插入注释，应该插入何种_____。
    A. 脚注　　　　B. 尾注　　　　C. 题注　　　　D. 批注

15. 在 Word 中，可以显示页眉与页脚的视图方式是_____。
    A. 普通　　　　B. 大纲　　　　C. 页面　　　　D. Web 版式

16. 下图是 Word 制作文档结果的一部分，其中图片"枫叶"和文字的环绕方式是_____。
    A. 紧密型环绕　　B. 上下型环绕　　C. 衬于文字下方　　D. 浮于文字上方

17. 不可以使用 Word 2019 分隔符实现的操作是_____。
    A. 换行　　　　B. 分页　　　　C. 分节　　　　D. 段落缩进

18. Word 中插入形状默认的文字环绕方式是_____。
    A. 紧密型环绕　　B. 上下型环绕　　C. 衬于文字下方　　D. 浮于文字上方

19. 在同一文档中，进行不同的页面设置，必须使用_____。
    A. 分节　　　　B. 分栏　　　　C. 采用不同的显示方式　　D. 分页

20. 在 Word 编辑状态下，选中整个表格后执行"表格工具|布局"|"行和列"|"删除"下拉面板的"删除行"，则_____。
    A. 整个表格被删除
    B. 表格中一行被删除
    C. 表格中一列被删除
    D. 表格中没有被删除的内容

21. Word 中通过以下_____方法可以统计文档的行数和段落数。
    A. 使用"字数统计"功能
    B. 启用行号功能
    C. 通过"状态栏"查看段落数
    D. 通过"查找"功能查看行数

22. 确切地说，Word 的邮件合并是指_____。
    A. 将多个文档合并成一个文档后输出
    B. 将多个文档依次连接在一起后输出
    C. 将两个邮件标签合并输出
    D. 将主文档和数据文档合并输出

23. 关于 Word 2019 中样式的描述，不正确的是_____。
    A. 样式是一系列字符格式和段落格式的集合
    B. 不能修改其中的内置样式
    C. 可以修改或删除自定义的样式
    D. 撰写文档时可以对文中不同段落、标题、图名等对象分别定制样式

24. 下列关于目录与索引的描述，正确的是_____。
    A. 目录与索引需放在一起，并均放在文档正文之前
    B. 目录与索引需放在一起，并均放在文档正文之后
    C. 目录是文档中各级标题的列表，通常放在文档之前
    D. 插入索引后只能删除不能更新

25. TeXworks editor 预设的排版工具不包括_____。
    A. pdfTeX　　　　B. pdfLaTeX　　　　C. XeTeX　　　　D. XLaTeX

（二）多选题

1. Word 中的"查找"与"替换"功能包括_____。
    A. 能够查找与替换文本
    B. 能够查找与替换带格式及样式的文本
    C. 能够查找与替换符号
    D. 能够用通配字符进行查找与替换

2. 在编辑 Word 文档时，要设置行间距，可执行_____设置。
    A. "开始"功能区"段落"组 按钮
    B. "段落"对话框
    C. "字体"对话框
    D. "开始"功能区"段落"组 按钮

3. 在编辑状态下，要设置精确的缩进量，应当使用方式_____。
    A. 【Alt】键+标尺上游标
    B. 样式
    C. "段落"对话框
    D. 页面设置

4. 在 Word 中可插入的分隔符有_____。
    A. 分页符　　　　B. 分节符　　　　C. 自动换行符　　　　D. 分栏符

5. 在 Word 编辑状态下，为文档设置页码，可以使用_____中的命令。
    A. "格式"功能区"页眉页脚"组
    B. "页眉页脚工具|设计"功能区"页眉页脚"组
    C. "插入"功能区"页眉页脚"组
    D. "文件"菜单"页眉页脚"组

6. 在 Word 中若要使文档内容横向打印，可以使用的是_____。
    A. "布局"功能区"页面设置"组"纸张方向"
    B. "设计"功能区"页面设置"组"纸张方向"
    C. "页面设置"对话框"版张"选项卡
    D. "页面设置"对话框"页边距"选项卡

7. 在 Word 编辑状态下，关于拆分表格的描述，正确的是_____。
    A. 可以将表格的一个单元格拆分为多列
    B. 可以将表格的一个单元格拆分为多行
    C. 可以将表格的一个单元格拆分为多行和多列
    D. 只能将表格的多个单元格拆分为多行和多列

8. 下列关于 Word 表格功能的描述中，正确的是_____。
   A. Word 对表格中的数据能进行计算
   B. Word 对表格中的数据能进行排序
   C. Word 对表格中的数据不能进行排序，但可以进行计算
   D. Word 对表格中的数据既能进行排序，也能进行计算
9. 选定 Word 文本块后，实现对文本块复制的正确操作有_____。
   A. 按住【Alt】键不放，将文本块拖动到目的位置
   B. 按住【Ctrl】键不放，将文本块拖动到目的位置
   C. 执行"剪切"命令后将插入点定位于目的位置，再执行"粘贴"命令
   D. 执行"复制"命令后将插入点定位于目的位置，再执行"粘贴"命令
10. Word "打印文档"时，可打印的选项包括_____。
    A. 所有页   B. 选定区域
    C. 当前页面   D. 自定义打印范围

（三）判断题

1. Word 中文版不能编辑英文文档。（　　）
2. Word 所有视图下，页码均为可见。（　　）
3. Word 打印内容可以是页面所有内容，也可以是奇数页或偶数页内容。（　　）
4. 在"插入表格"对话框中可以调整表格的行数和列数。（　　）
5. 编辑 Word 文档时，第 1 页的页眉、页脚可以和其他页不同。（　　）
6. Word 中查找和替换字符串时，可以区分大小写，但不能区分全角和半角。（　　）
7. 在 Word 中插入的图片，只能是其自带的图标。（　　）
8. Word 环境下，大纲视图中能看到分栏格式和插入的图片。（　　）
9. Word 中设置字体颜色，最多可使用 16 种颜色。（　　）
10. 所有的 LaTeX 源文件都可分为导言和正文两大部分。（　　）

（四）简答题

1. Word 中段落格式的设置包括哪些？请给出 3 种以上。
2. 简述 Word 的分隔符及其作用。
3. 请回顾从小学到目前为止，学习过程中和日常生活中，可以用到 Word 的哪些知识？请给出 3 种以上。

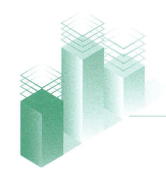

第 4 章
Excel 电子表格处理

一、基本任务

任务 4-1 Excel 常见数据类型的输入

任务要求

新建 Excel 工作簿，将其保存为"任务 4-1.xlsx"，将表 4-1 所示数据的前 3 行的所有列输入到 Sheet1 工作表中，熟悉常见数据类型的输入方法。要求：

① 患者编号、主手术编码以字符型输入。
② 总费用输入后，设置为千分位形式。
③ 其他各列对应数字或者文本格式。

操作步骤

操作提示：数值型文本需要以单引号开始，数值数据如果以千位分个样式输入，除了最左侧的可以不满 3 位以外，其余的必须满 3 位用逗号隔开。

① 输入字符型数字：患者编号、主手术编码先输入英文或半角的撇号，再输入数字。
② 日期型数据：按照"年-月-日"或者"日-月-年(英)"，之间的连接符可以是"/"或"-"。
③ 总费用数据格式设置：输入完毕后，选择所在列，单击"开始"|"数字"|"千位分隔样式"按钮，；或者右击，在弹出的快捷菜单中选择"设置单元格格式(F)…"；在弹出的对话框中单击"数字"选项卡，如图 4-1 所示，选择会计专用。
④ 按照要求完成其余数据的输入。

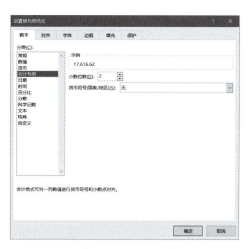

图 4-1 "设置单元格格式"对话框

表 4-1 原始数据

患者编号	住院次数	性别	年龄	住院天数	患者来源	入院日期	转归情况	主手术编码	主手术名称	术前住院天数	术后住院天数	总费用	医保类别	术后用抗菌药天数	主诊断代码	主诊断名称
3581643600	1	男	34	5	急诊	2014-01-24	治愈	47.01001	腹腔镜下阑尾切除术	0	6	17,616.62	城镇职工基本医疗保险	5	K35.003	急性阑尾炎伴腹膜炎
3581790300	1	男	34	4	急诊	2014-01-24	治愈	47.01001	腹腔镜下阑尾切除术	0	5	16,202.65	城镇职工基本医疗保险	4	K35.902	急性阑尾炎
3574459800	1	男	40	5	急诊	2014-01-17	治愈	47.01001	腹腔镜下阑尾切除术	0	6	16,694.90	城镇职工基本医疗保险	5	K35.007	急性坏疽性阑尾炎伴穿孔
3575790900	1	女	49	3	急诊	2014-01-18	治愈	47.01001	腹腔镜下阑尾切除术	0	4	14,344.44	其他	4	K35.906	慢性阑尾炎急性发作
3569401800	2	男	75	3	门诊	2014-01-13	死亡	47.01001	腹腔镜下阑尾切除术	0	4	13,361.68	城镇职工基本医疗保险	3	K35.907	慢性化脓性阑尾炎
3562889400	1	男	32	4	急诊	2014-01-06	治愈	47.01001	腹腔镜下阑尾切除术	1	4	14,786.93	城镇职工基本医疗保险	3	K65.006	急性腹膜炎
3559248900	1	女	40	5	急诊	2014-01-03	治愈	47.01001	腹腔镜下阑尾切除术	0	6	12,832.24	其他	4	K35.906	急性化脓性阑尾炎
3554122500	1	男	43	3	急诊	2013-12-29	治愈	47.01001	腹腔镜下阑尾切除术	0	4	11,382.54	其他	3	K35.902	慢性阑尾炎
4732245000	2	女	53	15	急诊	2016-09-15	治愈	47.09005	阑尾切除术	0	16	22,952.39	城镇职工基本医疗保险	15	K35.006	急性化脓性阑尾炎伴弥漫性腹膜炎
4732680600	1	男	78	10	门诊	2016-09-17	死亡	47.09005	阑尾切除术	0	11	13,175.15	城镇职工基本医疗保险	10	K35.010	急性坏疽性阑尾炎穿孔伴弥漫性腹膜炎
4691146600	3	女	65	13	门诊	2016-08-15	治愈	47.09005	阑尾切除术	3	11	39,124.60	新型农村合作医疗	10	D12.101	阑尾良性肿瘤
4617114300	1	女	24	15	急诊	2016-09-12	治愈	47.09005	阑尾切除术	0	16	44,177.22	城镇职工基本医疗保险	16	K56.203	绞窄性肠梗阻
4619909700	1	男	29	8	急诊	2016-06-01	治愈	47.09005	阑尾切除术	0	9	11,531.58	其他	7	K35.014	急性坏疽性阑尾炎伴穿孔伴弥漫性腹膜炎

任务 4-2　Excel 数据的快速录入

任务要求

对于内容相似或者相同的数据使用快速方法录入。在任务 4-1 输入完毕前 3 行数据基础上，继续输入表 4-1 其余数据。打开任务 4-1 生成的工作簿文件"任务 4-1.xlsx"，将其另存为"任务 4-2.xlsx"。

操作步骤

操作提示：使用数据验证中的序列方式输入数据时，一旦设定好需要的使用序列的单元格，后续不可以更改，必须使用"开始"|"编辑"|"全部清除"才可以更改。

① 性别数据的输入：在输入了前面的若干行后，在相邻各行，右击空白单元格使用快捷菜单中的"从下拉列表中选择(K)…"，完成后续性别的输入。

② 患者来源的输入：按【Ctrl】键，选择相同内容的不连续的若干单元格，输入门诊或者急诊后，按【Ctrl + Enter】组合键，完成多个相同内容的输入。

③ 主手术编码的输入：按下右键不放拖动已正确输入的单元格右下角的填充柄到一定区域后，释放鼠标，弹出快捷菜单，如图 4-2 所示，选择"复制单元格(C)"，完成相同内容的快速填充。

④ 设置预定义序列：在一空白列，输入医保类别的所有可能取值即准备预定义的序列。

⑤ 使用预定义序列输入医保类别：单击选择需要输入医保类别的单元格，单击"数据"|"数据工具"|"数据验证"右侧的下拉按钮，选择"数据验证(V)…"，在弹出的对话框中单击"设置"选项卡，如图 4-3 所示。在"允许"下拉按钮中选择序列，在来源编辑框单击后，拖动预定义的医保类别单元格区域，单击"确定"按钮，关闭对话框，返回到工作表。在需要输入医保类别的单元格都出现了下拉按钮可以直接选择不同的项，完成医保类别的输入。

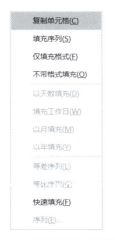

图 4-2　填充设置下拉菜单

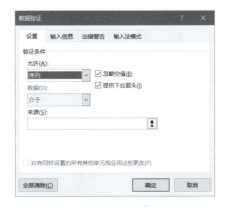

图 4-3　"数据验证"对话框

任务 4-3　Excel 工作表的基本操作

任务要求

完成工作表复制、重命名和行、列的插入、删除等相关操作。打开任务 4-2 生成的工作簿文件"任务 4-2.xlsx"，将其另存为"任务 4-3.xlsx"。

操作步骤

① 复制工作表：单击 Sheet1 工作表标签，按下【Ctrl】键不放同时在工作表标签处按下鼠标左键拖动鼠标，

完成工作表的复制。

② 工作表重命名：双击复制后的工作表标签，将其重命名为"备份"。

③ 插入新列：单击工作表 Sheet1，单击主手术名称所在的列，单击"开始"|"单元格"|"插入"右侧的下拉按钮，选择"插入工作表列 (C)"，将新插入列标题设置为"是否腔镜"。

④ 删除指定列：单击"术前住院天数"所在列任一单元格，单击"开始"|"单元格"|"删除"右侧(或底部)的下拉按钮，选择"删除工作表列 (C)"，删除术前住院天数所在列。

任务 4-4 单元格的引用和公式的使用

任务要求

图 4-4 给出了两种不同手术方式构成的混淆矩阵，也称四格表，应用公式完成混淆矩阵中期望频数的计算。四格表中的期望频数等于所在行的行合计乘以所在列的列合计除以样本总数。

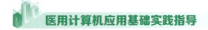

图 4-4 单元格的引用

操作步骤

① 打开文件"任务 4-4.xlsx"。

② 计算实际频数：单击实际频数区域的 D4 单元格，输入"=B4+C4"，按【Enter】键确认，完成腔镜手术行合计频数的计算；完成实际频数表中其余行、列合计单元格的计算。

③ 按下鼠标左键不放垂直拖动 D4 单元格的填充柄，完成 D5 单元格的计算。

④ 单击实际频数区域的 B6 单元格，输入"=B4+B5"，按【Enter】键确认，按下鼠标左键不放水平拖动 B6 填充柄，完成其余单元格的计算。

⑤ 计算期望频数：单击期望频数区域的 G4 单元格，输入"=$D4*B$6/$D$6"，水平和垂直拖动 G4 单元格填充柄，完成 H4、G5 和 H5 及其余期望频数的计算，期望频数区域的合计不必计算。

任务 4-5 函数的使用

任务要求

利用 SUMPRODUCT、CHISQ.DIST.RT、CHISQ.INIV.RT 3 个函数完成基于四格表的卡方检验。Pearson 卡方值等于 $\sum \frac{(A-T)^2}{T}$，其中 A 表示四格表中的实际频数，T 为期望频数。

操作步骤

操作提示：公式使用了将单元格相乘再相加的形式，也可以插入新列，分布完成。

① 打开文件"任务 4-5.xlsx"，单击估计值下方的 B11 单元格，在"公式"|"函数库"|"插入函数"*fx* 按钮，在图 4-5 所示的对话框中，将类别设置为数学与三角函数，定位到 SUMPRODUCT 函数，单击"确定"按钮。

② 计算卡方值：在图 4-6 所示的对话框中单击 Array1 右侧编辑框，输入"B4:C5-G4:H5"，单击 Array2

右侧编辑框，输入"B4:C5–G4:H5"，构成分子的平方项，在 Array3 右侧编辑框，输入"1/G4:H5"，对应公式的分母项，按【Ctrl+Shift+Enter】组合键，完成卡方值计算，得到卡方值 0.137 9。

③ 单击 p 值下方的 C11 单元格，单击"公式"|"函数库"|"插入函数" fx 按钮，在图 4–5 所示的对话框中，将类别设置为统计，定位到 CHISQ.DIST.RT 函数，单击"确定"按钮。

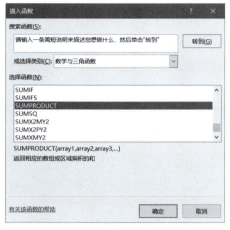

图 4-5 "插入函数"对话框

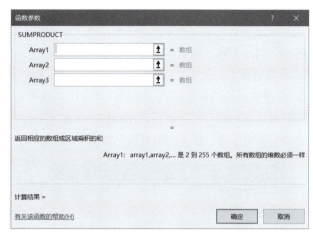

图 4-6 SUMPRODUCT 函数

④ 计算卡方检验的显著性值：计算在图 4–7 所示的对话框中单击 X 右侧编辑框，输入 B11，单击 Deg_freedom 编辑框，输入自由度 1，单击"确定"按钮。完成显著性 p 值得计算，得到 p 值 0.710 4，大于检验水准 0.05，两种手术方法治愈率或者好转率统计学上没有差异。

⑤ 单击临界值下方的 H11 单元格，单击"公式"|"函数库"|"插入函数" fx 按钮，在图 4–5 所示的对话框中，将类别设置为统计，定位到 CHISQ.INIV.RT 函数，单击"确定"按钮。

⑥ 计算卡方临界值：在图 4–8 所示的对话框中单击 Probability 右侧编辑框，输入 G11，即检验水准 0.05，单击 Deg_freedom 右侧编辑框，输入"1"，单击"确定"按钮，得到临界值 3.841 5。计算得到的卡方值 B11 小于临界值，即卡方值对应的显著性 p 值大于 0.05，佐证了两种手术方法治愈率或者好转率没有差异。

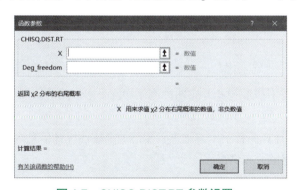

图 4-7 CHISQ.DIST.RT 参数设置

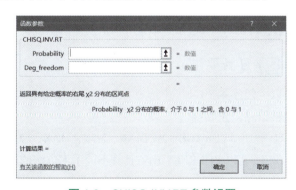

图 4-8 CHISQ.INV.RT 参数设置

任务 4–6 数据透视表的使用

任务要求

利用数据透视表分析不同手术方式对应的男女患者人数以及平均年龄。

操作步骤

操作提示： 数据透视表的数据源发生变化时，需要在透视表区域手动更新透视表。

① 打开"任务 4-6.xlsx"文件，在数据区的任意单元格单击。

② 打开数据透视表设置对话框：单击"插入"|"表格"|"数据透视表"按钮，打开创建数据透视表对话框，如图 4-9 所示，默认情况下，已将需要建立数据透视表的数据源设置为"Sheet1!$A$1:$AW$119"，也可以用鼠标拖动生成或者直接输入。在选择数据透视表的位置单击"新工作表"，单击"确定"按钮，系统自动在当前工作表的前面创建一个新的工作表 Sheet2。

③ 设置透视表的行、列字段：在 Sheet2 工作表中，出现对话框，如图 4-10 所示，在对话框中，拖动"主手术名称"到行区域，拖动"性别"字段到列区域。

④ 设置透视表的值字段：在 Sheet2 工作表中，拖动"性别"字段到值区域，拖动"年龄"字段到值区域。

⑤ 设置值字段的统计方式：在值区域单击"性别"字段，在弹出的菜单中选择"值字段设置(N)…"，在弹出的对话框中将计算类型设置为计数；单击"年龄"字段，在弹出的菜单中选择"值字段设置(N)…"，在弹出的对话框中将计算类型设置为平均值。

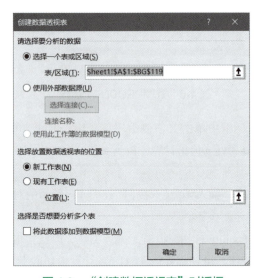

图 4-9　"创建数据透视表"对话框

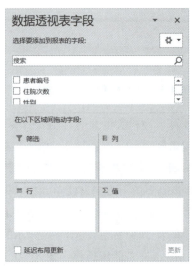

图 4-10　透视表字段设置

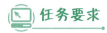

4-7　完成不同手术方法患者年龄的综合分析报告

任务要求

以"任务 4-7.xlsx"中的患者年龄信息为统计对象，针对腹腔镜和开腹两种阑尾切除手术方法的阑尾炎患者年龄信息，完成：

① 利用 AVERAGE、MEDIAN、MIN、MAX、COUNT 计算两种手术方法患者年龄的描述性统计信息。

② 利用 FREQUENCY 函数计算不同手术方法的患者年龄分布情况。

③ 利用柱形图分别显示不同手术方法的年龄柱形图分布情况。

④ 格式化工作表，完成图 4-11 所示的效果输出。

操作步骤

1. 数据的准备

① 打开文件"任务 4-7.xlsx"，单击描述统计工作表。

② 计算两种手术方法的平均年龄：单击 B5 单元格，输入"=AVERAGE(Sheet1!E2:E99)"，按回车键，单击 C5 单元格，输入"=AVERAGE(Sheet1!E100:E149)"，按回车键，完成两种手术方法的平均年龄的计算。

③ 计算两种手术方法的中位数、最小值、最大值和患者人数：采用 MEDIAN、MIN、MAX、COUNT 四个函数，

重复步骤②完成不同手术方法患者年龄中位数、最小值、最大值与患者人数描述统计指标。

④拖动鼠标选择 C13:C19 区域，单击"公式"|"函数库"|"插入函数数"*fx* 按钮，在图 4-5 所示的对话框中将类别设置为统计，定位到 FREQUENCY 函数，单击"确定"按钮。

⑤计算腔镜组患者年龄的频数：在图 4-12 所示的对话框中将 Data_array 设置为"Sheet1!E2:E99"，Bins_array 设置为"B13:B19"，按【Ctrl+Shift+Enter】组合键，完成腔镜组患者年龄的频数计算。

⑥计算开腹组患者年龄的频数拖动鼠标选择 D13:D19 单元格区域，单击"公式"|"函数库"|"插入函数"*fx* 按钮，定位到 FREQUENCY 函数，将 Data_array 设置为"Sheet1!E100:E149"，Bins_array 设置为"B13:B19"，按【Ctrl+Shift+Enter】组合键，完成开腹组患者年龄的频数计算。

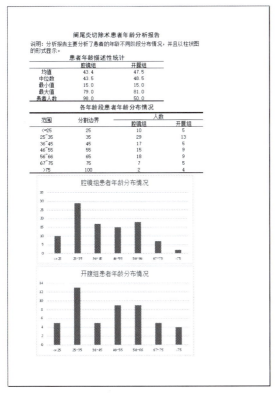

图 4-11 输出预览

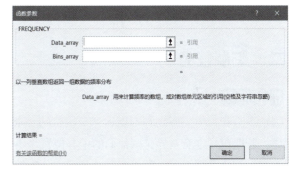

图 4-12 FREQUENCY 参数设置

2. 柱形图的使用

①按下【Ctrl】键不放，鼠标拖动选取 A13:A19，以及 C13:C19，单击"插入"|"图表"|"柱形图"右侧的下拉按钮，选择"二维柱形图"。

②单击柱形图，将标题设置为"腔镜组患者年龄分布情况"。

③重复步骤①②，完成开腹组患者年龄分布情况柱形图的创建。

3. 工作表的格式化输出

①合并标题行：拖动选择 A1:F1 区域，单击"开始"|"对齐方式""合并后居中"按钮，对齐方式设置为水平"居中对齐"，垂直"顶端对齐"。

②拖动选择 A2:F2 区域，单击"开始"|"对齐方式"|"合并后居中"按钮，对齐方式设置为水平"左对齐"，垂直"居中对齐"；输入图 4-11 中的说明。

③拖动选择 A3:C3 区域，单击"开始"|"对齐方式"|"合并后居中"按钮，对齐方式设置为水平"居中对齐"，垂直"居中对齐"。

④创建患者年龄描述统计三线格：拖动选择 A4:C4 区域。右击弹出快捷菜单，选择"设置单元格格式(F)…"，

弹出对话框如图 4-13 所示，单击"边框"选项卡，上线设置为粗实线，下线设置为细实线。

⑤拖动选择 A9:C9 区域，右击选择"设置单元格格式 (F)…"，弹出的对话框，如图 4-13 所示，单击"边框"选项卡，下线设置为粗实线。

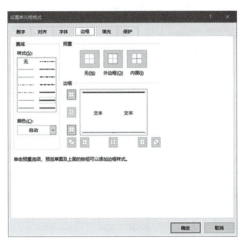

图 4-13　设置框线

⑥重复步骤③④⑤，完成第二张表格的设置。
⑦单击图表，按下【Shift】键不放，鼠标拖动图表右上角的调整按钮，对图表进行等比例缩放。
⑧完成字体设置：完成工作表的不同单元格字体设置，其中标题设置为黑体 14 号，中文设置为宋体 12 号。单击"文件"|"打印"命令，观察预览输出效果。若发现差异，返回到工作表微调。

二、扩展任务

扩展任务 4-1　住院天数的非参数检验

当正态分布、方差齐性等不能达到 T 检验的要求时，可以使用非参数形式的 Mann-Whitney U 检验，假设基础是：若两组样本有差异，则他们的中心位置将不同。Mann-Whitney U 利用一个与样本秩和相关的参数 U，在样本量足够大的情况下，利用近似满足正态分布的原理判别两组样本的均值统计学差异。主要实现步骤是：

①将样本数分别为 N_1 和 N_2 的两组样本混合，并按照数据大小的升序编排秩次。
②分别求出两组样本的秩以及秩和 R_1、R_2。
③根据公式计算两组样本的 U_1、U_2。
④计算的 U 的均值 μ_U、标准差 σ_U。
⑤利用 U_1 或者 U_2，进行正态累积分布求解。

下面给出几个关键参数的计算方法：

$$U_1 = N_1 N_2 + \frac{N_1(N_1+1)}{2} - R_1$$

$$U_2 = N_1 N_2 + \frac{N_2(N_2+1)}{2} - R_2$$

$$\mu_U = \frac{N_1 N_2}{2}$$

$$\sigma_U = \sqrt{\frac{N_1 N_2 (N_1+N_2+1)}{12}}$$

任务要求

基于Mann-Whitney U 检验的原理，利用RANK.AVG、NORM.DIST等函数判别患者住院天数均值是否相等。

操作步骤

① 打开文件"任务4-8.xlsx"，单击住院天数工作表，单击D3单元格，单击"公式"|"函数库"|"插入函数"fx 按钮，在图4-5所示的对话框中将类别设置为"统计"，定位到RANK.AVG函数，单击"确定"按钮。

② 计算腔镜组患者的年龄的秩次：在弹出的如图4-14所示的对话框中，单击Number后的编辑框，输入A3，单击Ref后编辑框，输入"\$A\$3:\$B\$100"即排秩次的数据域，单击Order后的编辑框，输入"1"，单击"确定"按钮，返回到工作表。

③ 拖动D3单元格的填充柄，完成所有数据的秩次计算；由于开腹组样本数少于腔镜组，在填充完毕后，与B列中空白单元格对应的秩次显示"#N/A"，可以直接删除。

④ 计算腔镜组和开腹组的秩和以及均值、标准差：单击秩次右侧的其他单元格，结合扩展任务给出的公式 U_1、U_2 分别计算 H5、H6，U 均值 μ_U 计算 H8，和标准差 σ_U 计算 H9。

⑤ 单击H12单元格，单击"公式"|"函数库"|"插入函数"fx 按钮，在图4-5所示的对话框中将类别设置为统计，定位到NORM.DIST函数，单击"确定"按钮。

⑥ 计算最小秩和的累积概率分布：在弹出的如图4-15所示的对话框中单击X后的编辑框，输入H10，即 U_1 和 U_1 的较小者；单击Mean后编辑框，输入H8，即 U 均值，单击Standard_dev后的编辑框，输入H9，即 U 标准差，单击Cumulative后的编辑框，输入"TRUE"，即计算累积分布，单击"确定"按钮，返回到工作表。

⑦ H12的值为7.35E-8，非参数检验的 p 值小于0.05，即两种手术方法的平均住院天数统计学不相等。

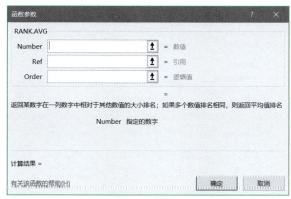

图4-14　RANK.AVG 参数设置　　　　图4-15　NORM.DIST 参数设置

备注：
在步骤⑥中，如果选择 U_1 和 U_2 的较大者，计算得到的显著性 p 值还要转换为与1的补。

扩展任务 4-2　基于 Excel 分析工具库的描述统计

开展复杂的统计或工程分析，可以使用Excel分析工具库以节省步骤和时间。Excel分析工具库使用适当的统计或工程宏函数来计算并将结果显示在输出表格中，除输出表格，某些工具还可生成图表。

任务要求

使用Excel分析工具库，对住院天数进行描述统计分析。

操作步骤

1. 加载分析工具库

① 单击"文件"|"选项"|"加载项"|"转到(G)…"按钮,打开"加载项"对话框,如图4-16所示。

② 在加载项对话框中,单击选中"分析工具库"复选框,单击"确定"按钮,返回到工作表。

③ 单击"数据"|"分析"|"数据分析"按钮,可以在弹出的如图4-17对话框中单击对应的项,完成快速的统计分析。

2. 基于分析工具库的描述统计

① 打开文件"任务4-9.xlsx",单击住院天数工作表。

② 打开描述统计对话框:单击"数据"|"分析"|"数据分析"按钮,在弹出的如图4-17所示对话框中单击"描述统计",单击右侧的"确定"按钮,弹出"描述统计"对话框,如图4-18所示。

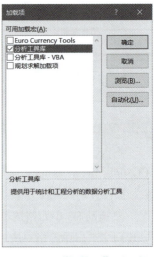

图4-16 "加载项"对话框

③ 设置描述统计参数:在"描述统计"对话框中,单击"输入区域(I)"右侧的编辑框,拖动鼠标选取"A3:B100";将"分组方式"设置为逐列,单击"输出区域"右侧的编辑框,在工作表的右侧空白区(如F2)单击,完成输出区域的设置;单击选中"汇总统计"复选框,单击"确定"按钮返回到工作表。

④ 此时在工作表的空白区显示了两种手术方式住院天数的描述统计结果,包含平均值、中位数、众数、标准差、观测数等统计指标。

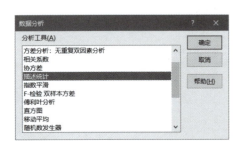

图4-17 "数据分析"对话框

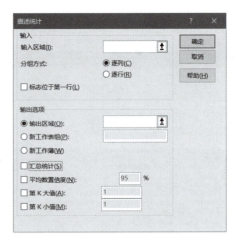

图4-18 "描述统计"对话框

三、自测题

(一)单选题

1. 下面关于在Excel 2019工作表中插入列和新增工作表的操作,描述正确的是_____。

　　A. 都在"插入"选项卡中

　　B. 都在"开始"选项卡中

　　C. 前者在"开始"选项卡,后者在"插入"选项卡

　　D. 工作表标签右击选择"插入",在弹出的对话框选择新工作表列可以插入列

2. 在单元格中输入日期 2021 年 7 月 1 日，不正确的输入方法是输入_____。
   A. 2021-7-1　　　　B. 2021/7/1　　　　C. 1-7-2021　　　　D. 1-July-2021
3. 如果要输入数值 -48.8，以下输入操作中不正确的是_____。
   A. =-48.8　　　　B. (-48.8)　　　　C. (48.8)　　　　D. -48.8
4. 在 Excel 2019 单元格中输入数据后，都有默认的对齐方式，下列描述不正确的是_____。
   A. 数值型数据右对齐
   B. 时间型数据左对齐
   C. 日期型数据右对齐
   D. 文本型数据左对齐
5. 在 Excel 2019 中单击选定某个单元格后，按【Delete】键，单元格的变化是_____。
   A. 删除内容
   B. 删除格式
   C. 删除批注
   D. 单元格被删除，右侧单元格左移或下侧单元格上移
6. 在当前打开 cj.xlsx 文件的工作表 Sheet1 中引用当前文件中的另一个工作表 Sheet8 中的单元格 A3，正确的方式是_____。
   A. [cj.xlsx]!A3　　　　B. "Sheet8" A3　　　　C. [Sheet8] → A3　　　　D. Sheet8!A3
7. Excel 2019 具有非常强大的数据交换功能，可以读取不同格式的文件，在"数据"|"获取外部数据"中不包含_____。
   A. 自 Access　　　　B. 自文本　　　　C. 自 web　　　　D. 自 Word
8. 某一次英语考试成绩普遍较低，需要给成绩所在列的所有单元格都增加一个已保存在某个单元格的难度分。那么对难度分单元格的引用属于_____。
   A. 相对引用　　　　B. 绝对引用　　　　C. 混合引用　　　　D. 直接引用
9. 假定所有单元格 A3:H3 都非空，若 B4 单元格内的函数形式为 =COUNT(A3:C3,E3:G3)，那么单元格显示的值是_____。
   A. 8
   B. 6
   C. 2
   D. 公式错误，无法计算
10. 新冠疫情影响了每个人的生活，要想对比分析中美两国 2021 年 1 月到 6 月每日新增确诊人数随时间变化的趋势并且显示数值的绝对差异，最好选用_____。
    A. 柱状图　　　　B. 散点图　　　　C. 面积图　　　　D. 饼图
11. 在进行公式计算时，如果出现了 #N/A 错误值，其原因可能是_____。
    A. 函数运算的时候，对应的值不存在
    B. 函数名拼写错误
    C. 单元格引用写法不正确
    D. 超出 Excel 限定的数值计算范围
12. 在单元格中输入回车的方法是按_____键。
    A.【Enter】
    B.【Alt+Enter】
    C.【Ctrl+Enter】
    D.【Shift+Enter】
13. 函数_____用于统计符合条件的单元格数。
    A. AVERAGE　　　　B. COUNTIF　　　　C. SUM　　　　D. RATE
14. 在 Excel 中，若要使工作表的最上方几行或最左侧几列始终出现在工作表的上方或左侧，则可使用 Excel 中的_____功能。
    A. 保护　　　　B. 冻结　　　　C. 拆分　　　　D. 绑定
15. 下列哪一个不是 Excel 2019 运算符_____。
    A. &　　　　B. 空格　　　　C. =<　　　　D. *

16. 从餐卡管理系统中得到全校学生大一、大二、大三年级吃早饭和不吃早饭的同学名单，使用 Excel 2019 统计各自的人数要使用_____。

    A. 数据筛选　　　　B. 多列排序　　　　C. 数据透视表　　　　D. 分类排序

17. 下列关于数据透视表的描述，正确的是_____。

    A. 与图表类似，它会随着数据清单中数据的变化而自动更新

    B. 数据透视表的实质是增强的分类汇总，值字段值只能设置为数字字段

    C. 数据透视表中，值字段的计算方法与分类基本相同

    D. 数据透视表的页面布局一经确定，无法通过修改实现行列互换

18. 如果选择连续单元格区域，可以单击区域中的第1个单元格，按住_____键不放单击区域中的最后一个单元格。

    A.【Ctrl】　　　　B.【Shift】　　　　C.【Alt】　　　　D.【Tab】

19. 在相邻单元格中输入的内容常常构成一个序列，如数字及文本的组合等。假设一个序列的前两项内容是：周一、周二，拖动周二单元格的填充柄，下一个单元格内容是_____。

    A. 周一　　　　B. 周二　　　　C. 星期五　　　　D. 周三

20. 列A到列D和行10到行20之间的单元格区域的表示方法为_____。

    A. A10:D20　　　　B. A:D,10:20　　　　C. A:10,D:20　　　　D. A,10:D,20

21. 在进行公式计算时，如果出现了#VALUE！的错误，其原因是_____。

    A. 数字被零除　　　　　　　　　　B. Excel未识别公式中的文本

    C. 数值对函数或公式不可用　　　　D. 使用的参数或操作数类型错误

22. 对数据清单作分类汇总前，要先_____。

    A. 筛选　　　　B. 选中　　　　C. 按任意列排序　　　　D. 按分类列排序

23. 为了直观地表现班级男女同学的人数比例，最合适的图表类型是_____。

    A. 柱形图　　　　B. 饼图　　　　C. 折线图　　　　D. 散点图

24. 如果要按文本型数据输入邮政编码100069，以下输入正确的是_____。

    A. "100069"　　　　B. '100069　　　　C. '100069'　　　　D. "100069

25. 在Excel 2019中，如果要用图表的形式展示学生总评成绩为"优秀"、"合格"及"不合格"的学生所占的比例，最合适的图表类型是_____。

    A. 折线图　　　　B. 柱形图　　　　C. 饼图　　　　D. 条形图

26. 为避免将输入的分数视作日期，正确的操作是_____。

    A. 在分数前添加一个0　　　　　　B. 在分数前添加一个0和空格

    C. 在分数前添加一个空格　　　　　D. 在分数前添加一个空格和0

27. 将工作表中某列上不小于某值的记录突出显示，应使用_____。

    A. "条件格式"　　　　B. "筛选"　　　　C. "排序"　　　　D. "单元格样式"

28. 单元格A1中输入公式"=$B1+B$2"，当把单元格A1的内容复制到单元格C3时，单元格C3中的公式将改为_____。

    A. =$B3+B$2　　　　B. =$B3+D$2　　　　C. =$C3+D$2　　　　D. =$B3+C$2

29. 关于在Excel 2019中合并单元格，下列描述中正确的是_____。

    A. 不能合并单元格区域

    B. 只能合并横向单元格

    C. 只能合并纵向单元格

    D. 既可以合并横向单元格，也可以合并纵向单元格

30. 在 Excel 2019 中，已知 A1 单元格值是 5，下列输入数据中属于字符型的是_____。
    A. =+A1+3　　　　　B. =MIN(A1)　　　　C. =A1+3　　　　D. 'COUNT(A1)
31. 打印 Excel 2019 的工作表时，如果希望在每一页上都保留标题行，应该_____。
    A. 冻结标题行窗口　　　　　　　　　　B. 在"页面设置"中指定标题行的范围
    C. 在工作表中复制标题行的内容　　　　D. 拆分标题行单元格
32. 某同学想用图表来展示一年中的天气气温变化情况，最恰当的图表类型应是_____。
    A. 柱形图　　　　　B. 折线图　　　　　C. 饼图　　　　　D. 面积图
33. 在 Excel 2019 中，存储在磁盘上的最小独立单位和工作表操作的基本元素分别是_____。
    A. 工作簿和工作表　　　　　　　　　　B. 工作表和单元格
    C. 工作簿和单元格　　　　　　　　　　D. 数据库和单元格

（二）多选题

1. 下面关于工作表移动或复制的描述，正确的是_____。
    A. 工作表不能移动到其他工作簿
    B. 工作表可以复制到其他工作簿，但不能移动到其他工作簿
    C. 工作表的移动或复制不限于当前工作簿
    D. 工作表的移动或复制其他工作簿时，其他工作簿必须处于打开状态
2. 关于工作表安全性的描述，正确的是_____。
    A. 可以将工作簿中某一个工作表保护起来
    B. 可以保护选定的单元格区域
    C. 可以将某些行或者列的个别单元格隐藏起来
    D. 工作表有打开权和修改权的双重保护
3. 下列有关数据透视表的描述，不正确的是_____。
    A. 数据透视表可以求最大、最小
    B. 建立数据透视表需要对数据进行排序
    C. 数据透视表依赖的数据发生变化时，数据透视表自动同步更新
    D. 数据透视表可以求平均、求和，但是不能计数
4. 关于 Excel 2019 图表的描述，正确的是_____。
    A. 一组数据只能使用一种图表表示
    B. 图表一旦生成，后期还可以修改图表类型
    C. 构成图表的单元格数据变化时，图表也会变化
    D. 条形图与柱状图相比，用处不大，仅仅是旋转了 90° 而已
5. 对单元格进行编辑时，下列_____方法能进入编辑状态。
    A. 双击单元格　　　B. 单击单元格　　　C. 单击编辑框　　　D. 按【F2】键
6. 选定单元格区域后按【Delete】键，以下描述不正确的是_____。
    A. 彻底删除单元格中的全部内容、格式和批注
    B. 只删除单元格的格式，保留其中的内容
    C. 只删除输入的内容，保留单元格的其他属性
    D. 只删除单元格的批注
7. Excel 2019 中预定义的自定义列表包括_____。
    A. 星期　　　　　　B. 月份　　　　　　C. 季度　　　　　　D. 日期

8. 关于 Excel 2019 功能的描述，正确的是_____。
    A. 可以使用条件格式，突出显示符合条件的单元格
    B. 可以在打印时指定标题行，使得标题行出现在每一页
    C. 可以实现数据筛选，显示符合条件的行，也可以筛选符合条件的列
    D. 可以冻结窗格，实现浏览数据时首行首列始终显示，也可以冻结任意行和列
9. 按照药品名称进行升序排序时，如果某一行的药品名称为空（其余的列数据完整），那么排序后，下列描述不正确的是_____。
    A. 药品名称为空的行位于最后一行   B. 药品名称为空的行位于第一行
    C. 药品名称为空的行位置保持不变   D. 系统提示出错
10. 在单元格中输入文本型数字电话号码 83910110，正确的输入方式是_____。
    A. '83910110   B. "83910110"   C. ="83910110"   D. '83910110'

（三）判断题

1. Excel 2019 的公式输入到单元格后，单元格显示公式的计算结果，而编辑栏显示公式。（　　）
2. Excel 2019 的单元格的内容只能在单元格内编辑修改。（　　）
3. Excel 2019 单元格数据的移动和复制可以在不同工作簿进行。（　　）
4. Excel 2019 的数据只能使用一种图表显示。（　　）
5. Excel 2019 数据排序时的依据除了可以是单元格值外，还可以按照元格颜色排序。（　　）
6. Excel 2019 使用函数进行计算时，如果函数没有参数，函数名后的括号可以省略。（　　）
7. 在 Excel 2019 中，删除和清除功能相同。（　　）
8. Excel 2019 工作表标签的先后顺序不可以调整，只能按照创建的先后排列。（　　）
9. Excel 2019 的数据可以另存为带格式的文本文件，但是无法导入文本中的数据。（　　）
10. Excel 2019 的设置打印标题时，只能是工作表的第 1 行。（　　）

（四）简答题

1. Excel 2019 数值数据有哪几种输入方式？
2. Excel 2019 工作表重命名的方法有哪些？
3. Excel 插入新的工作表有哪几种方式？

第 5 章
PowerPoint 演示文稿制作

一、基本任务

任务 5-1 演示文稿创建

任务要求

① 第 1 张幻灯片中设置标题文本格式。
② 插入文本框，设置文本格式及样式。
③ 导入 Word 大纲，创建第 2、3 张幻灯片。
④ 设置第 2 张幻灯片中文本的格式。
⑤ 设置第 2 张幻灯片中项目符号与段落间距。
完成后效果如图 5-1 所示。

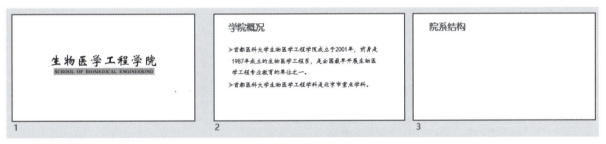

图 5-1　任务 5-1 效果图

操作步骤

1. 新建演示文稿

新建空白演示文稿：单击"文件"|"新建"命令，在右侧"新建"窗口中单击"空白演示文稿"选项，在标题幻灯片中删除"副标题"占位符。

2. 第 1 张幻灯片输入文本和设置文本格式

① 输入文本：单击第 1 张幻灯片的标题占位符，输入文本"生物医学工程学院"。
② 插入文本框：单击"插入"|"文本"|"文本框"下拉三角按钮，在弹出的下拉菜单中选择"绘制横排文本框"，在标题下方单击，在新插入的文本框中输入文本"SCHOOL OF BIOMEDICAL ENGINEERING"。
③ 设置标题文本格式：选中"标题"占位符，在"开始"|"字体"组中设置标题字体格式"华文新魏，72，深蓝"。在"绘图工具|格式"|"艺术字样式"组中设置"文本效果"为"阴影"|"外部"|"偏移：右"（第 2 行第 1 个）。

④ 设置文本框格式：选中文本框，单击"绘图工具|格式"|"形状样式"|"形状填充"下拉三角按钮，在弹出的下拉列表中选择"标准色"|"浅绿"。设置文本格式为"Times New Roman，24，黑色"，文本效果为"阴影"|"外部"|"偏移：右"，调整文本框长度与标题一样长，文本对齐方式设为"分散对齐"，效果如图 5-1 所示。

3. 导入 Word 大纲并设置文本格式

① 将 Word 大纲导入 PowerPoint：单击"开始"|"幻灯片"|"新建幻灯片"下拉三角按钮，在弹出的下拉列表中选择"幻灯片从大纲"选项，弹出"插入大纲"对话框，选择"生工学院 .docx"文件，单击"插入"按钮，自动生成标题为"学院概况"和"院系结构"两张幻灯片。

② 设置文本格式：选中第 2 张幻灯片，标题占位符文本格式设为"幼圆、粗体、44、深蓝"，内容占位符中文本格式设为"楷体、32"。

③ 设置项目符号：选中第 2 张幻灯片内容占位符，单击"开始"|"段落"|"项目符号"下拉三角按钮，在弹出的下拉列表中选择"项目符号和编号"选项，在弹出的"项目符号和编号"对话框中，选择"箭头项目符号"，颜色设为第 1 行第 5 个"蓝色，个性色 1"，如图 5-2 所示。

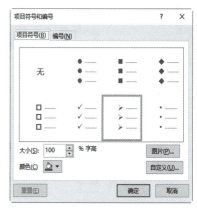

图 5-2 "项目符号和编号"对话框

④ 设置行距：选中第 2 张幻灯片内容占位符，单击"段落"|"行距"下拉三角按钮，在弹出的下拉列表中选择"1.5"选项。

⑤ 格式刷复制文本格式：选中第 2 张标题占位符，单击"格式刷"按钮，切换到第 3 张幻灯片，鼠标指针移到"院系结构"文本上并单击，文本格式复制完成。

4. 保存文件

保存演示文稿为"任务 5-1 结果 .pptx"。

任务 5-2 主题应用与幻灯片母版设置

任务要求

① 实现幻灯片主题的添加及保存。
② 创建新幻灯片母版。
③ 设置幻灯片母版格式和幻灯片母版版式格式。
④ 应用新的母版版式。

完成后的效果如图 5-3 所示。

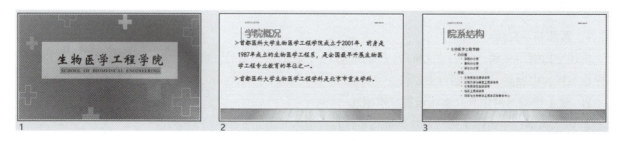

图 5-3 任务 5-2 效果图

操作步骤

1. 添加主题

① 添加主题：打开素材文件 5-2.pptx，单击"设计"|"主题"|"其他"按钮，在下拉列表中选择"Office"

中第 3 行第 5 个"画廊"主题,在"变体"组中选择第 3 个"画廊",然后单击"变体"|"其他"按钮,在下拉列表中选择"背景样式"级联菜单中"样式 6"。

② 保存并浏览主题:单击"设计"|"主题"|"其他"按钮,在下拉列表中选择"保存当前主题"选项,在弹出的对话框中输入主题名"主题 1",单击"保存"按钮。再单击"设计"|"主题"|"其他"按钮,在下拉列表中"自定义"区域显示刚才保存的"主题 1"样式。

2. 插入新幻灯片母版

① 进入幻灯片母版:单击"视图"|"母版视图"|"幻灯片母版"按钮,打开"幻灯片母版视图"。

② 插入新幻灯片母版:单击"幻灯片母版"|"编辑母版"|"插入母版"按钮,左侧幻灯片母版窗格自动生成新的幻灯片母版,如图 5-4 所示。

③ 设置新幻灯片母版格式:在新的幻灯片母版中,选中母版标题样式占位符,单击"幻灯片母版"|"背景"|"字体"下拉三角按钮,在下拉列表中选择"Arial 黑体"选项。

④ 设置新幻灯片母版标题版式的背景:选中新幻灯片母版标题版式,单击"幻灯片母版"|"背景"|"背景样式"下拉三角按钮,在弹出的下拉列表中选择"设置背景格式"选项,在右侧弹出"设置背景格式"面板中,选中"图片或图案填充"选项,然后单击"文件"按钮,在弹出的"插入图片"的对话框中选择图片文件"背景.png",单击"插入"按钮,添加背景效果如图 5-5 所示。

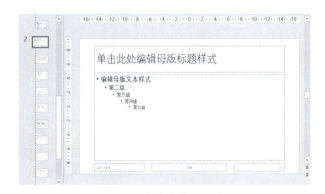

图 5-4 插入幻灯片母版

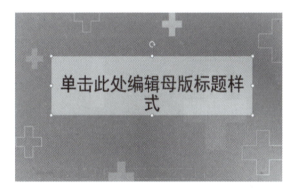

图 5-5 新幻灯片母版标题版式效果图

⑤ 设置新幻灯片母版标题版式格式:单击新的幻灯片母版标题版式缩略图,删除副标题占位符,选中母版标题样式占位符,单击"开始"|"段落"|"对齐文本"|"中部对齐"选项,然后单击"格式"|"形状样式"|"形状填充"|"白色",再单击"形状样式"组右下角功能扩展按钮 ,在弹出的"设置形状格式"面板中,单击"形状选项"|"填充"|"填充"区域中"透明度"设为"50%",向下移动标题占位符的位置,效果如图 5-5 所示。

3. 设置日期和页脚格式

单击"关闭幻灯片母版"按钮,返回幻灯片视图,单击"插入"|"文本"|"页眉页脚"按钮,在弹出的"页眉和页脚"对话框中单击选中"日期和时间"复选框,单击"自动更新"单选框,选中"页脚"复选框,文本框输入"生物医学工程学院",单击选中"标题幻灯片不显示"复选框,单击"全部应用"按钮。

4. 应用新版式

选中第 1 张幻灯片缩略图,单击"开始"|"幻灯片"|"版式"下拉三角按钮,在弹出的下拉列表中选择"自定义设计方案"|"标题幻灯片"版式,适当调整文本框的位置,效果如图 5-3 所示。

5. 保存文件

保存演示文稿为"任务 5-2 结果.pptx"。

任务 5-3　相册制作

任务要求

① 插入相册。
② 插入图片并设置其样式。
完成后效果如图 5-6 所示。

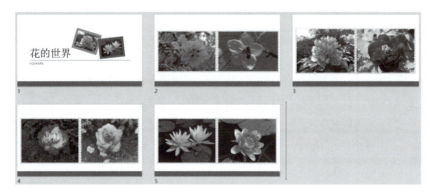

图 5-6　任务 5-3 效果图

操作步骤

1. 插入相册

① 插入相册：单击"插入"|"图像"|"相册"下拉三角按钮，选择"新建相册"选项，在弹出的"相册"对话框中单击"文件/磁盘"按钮，弹出"插入新图片"对话框，选择"花相册"文件夹中的所有图片文件，单击"插入"按钮。返回到"相册"对话框。

② 设置相册中图片顺序：在"相册"对话框中"相册中的图片"区域里，先选中图片，利用下方的"↑"按钮将桃花和桃花 2 图片调到第 1、2 位置，利用"↓"按将钮莲花和莲花 2 调到第 7、8 位置，如图 5-7 所示。

③ 设置相册版式：图片版式设为"2 张图片"，相框形状设为"简单框架白色"，主题设为"Retrospect"，单击"确定"按钮，新建一个相册演示文稿。

④ 输入文本：选中第 1 张幻灯片，标题输入"花的世界"，副标题输入"FLOWERS"。

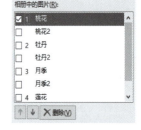

图 5-7　调整相册中的图片顺序

2. 插入图片

① 插入图片：选中第 1 张幻灯片，单击"插入"|"图像"|"图片"按钮，在弹出的对话框中选择"牡丹.jpg"图片文件，单击"插入"按钮，插入图像。

② 编辑图片：选中图片，通过图片四周的控制点调整图片大小，利用图片上方的控制柄旋转图片，图片移动到标题右侧，图片样式设为第 2 行第 6 个"旋转，白色"，图片边框设为第 4 行第 5 个"橙色，个性色 2，淡色 40%"。效果如图 5-6 所示。

③ 插入第 2 张图片：按上述步骤①和②插入"莲花.jpg"图片文件并调整图片大小和位置，图片样式设为"旋转，白色"，图片边框设为第 4 行第 3 个"冰蓝，背景 2，深色 50%"。效果如图 5-6 所示。

④ 调整图片大小：切换到第 2 张幻灯片，选中左侧图片，通过控制点调整左侧图片大小，与右侧图片相同。同样方法调整第 3 张幻灯片左侧图片的大小与右侧图片相同。

3. 保存文件

保存演示文稿为"任务 5-3 结果.pptx"。

第 5 章　PowerPoint 演示文稿制作

任务 5-4　表格与图表插入

任务要求

① 插入表格，设置表格样式。
② 插入图表，设置图表样式。
完成后效果如图 5-8 所示。

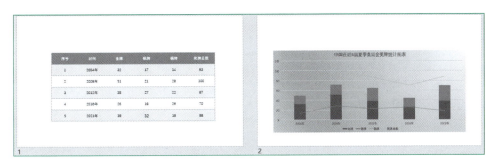

图 5-8　任务 5-4 效果图

操作步骤

1. 插入表格和设置样式

① 新建一个空白演示文稿：按【Ctrl+N】组合键，创建空白演示文稿，按【Delete】键删除标题占位符和副标题占位符。

② 插入表格：单击"插入"|"表格"下拉三角按钮，在下拉列表中选择 6×6 的表格，在编辑区插入一个表格。选中表格，单击"表格工具|设计"|"表格样式"|"其他"按钮，在下拉列表中选择"中等色"区域第 1 行最后 1 个样式。表格中输入数据如图 5-9 所示，或者打开"奖牌统计表.xlsx"，将所有数据复制粘贴到表格里。

③ 编辑表格：单击"表格工具|布局"|"对齐方式"|"水平居中"和"垂直居中"按钮，然后在"表格工具|布局"|"单元格大小"组中高度设为"1.67 厘米"、宽度设为"4.09 厘米"。

序号	时间	金牌	银牌	铜牌	奖牌总数
1	2004年	32	17	14	63
2	2008年	51	21	28	100
3	2012年	38	27	22	87
4	2016年	26	18	26	70
5	2021年	38	32	18	88

图 5-9　表格中的数据

2. 插入图表和设置图表格式

① 插入图表：插入一个空白版式幻灯片，单击"插入"|"绘图"|"图表"下拉三角按钮，在弹出的"图表"对话框中，选择"柱状图"中的默认样式，单击"确定"按钮。在编辑区插入图表并打开 Excel 窗口，如图 5-10 所示。将第 1 张幻灯片表格中的数据（不含序号列）复制粘贴到 Excel 表格中，图表数据自动更新。

② 设置图表格式：输入图表标题为"近 5 届中国在奥运会奖牌统计图表"，选中图表，单击"图表工具|格式"|"形状样式"组右下角功能扩展按钮，在"设置图表区格式"面板中选中"填充与线条"|"填充"|"渐变填充"单选框，预设渐变设为默认，类型设为"射线"，方向设为第 3 个"从右上角"。

③ 更改图表类型：单击"图表格式|设计"|"类型"|"更改图表类型"按钮，在弹出的"更改图表类型"对话框中选择"组合"选项，把"金牌"和"银牌"图表类型改成"堆积柱状图"，如图 5-11 所示，单击"确定"按钮，图表类型更改成功。

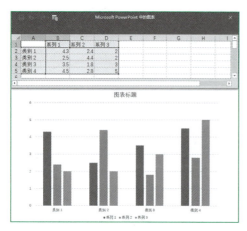

图 5-10　插入图表　　　　　　图 5-11　"更改图表类型"对话框

3. 保存文件

保存演示文稿为"任务 5-4 结果 .pptx"。

任务 5-5　形状与 SmartArt 图形插入

任务要求

① 插入形状,并设置形状样式。
② 在形状中输入文本,并设置文本格式。
③ 插入 SmartArt 图形,并设置其格式。
④ 将文字转换成 SmartArt 图形,并设置其格式。
完成后效果如图 5-12 所示。

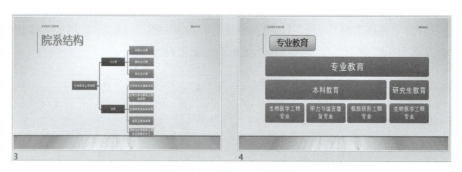

图 5-12　任务 5-5 效果图

操作步骤

1. 插入形状

① 新建幻灯片:打开素材文件 5-5.pptx,选中第 3 张幻灯片缩略图,单击"开始"|"幻灯片"|"新建幻灯片"下拉三角按钮,在弹出的下拉列表中选择"画廊"|"标题和内容幻灯片",删除标题占位符。

② 插入形状:单击"插入"|"图形"|"形状"下拉三角按钮,在弹出的下拉列表中选择"矩形"|"矩形圆角"形状,在编辑区拖动鼠标,调整形状位置和大小,高为 2.22 厘米,宽为 7.22 厘米,形状样式设为第 4 行第 2 个"细微效果 – 绿色,强调颜色 1"。

③ 在形状上输入文本并设置字体格式:双击矩形形状,输入文本"专业教育",文本格式设为"微软雅黑,36,黑色",如图 5-13 所示。

图 5-13　形状效果

2. 插入 SmartArt 图形

① 插入 SmartArt 图形：单击内容占位符中的"插入 SmartArt 图形"按钮，在弹出的"选择 SmartArt 图形"对话框中选择"层次结构"下的第 2 行第 3 个的"表层次结构"，单击"确定"按钮。在编辑区插入"表层次结构"SmartArt 图形，并打开文本窗格。

② 在 SmartArt 图形中输入文本：在文本窗格中，输入文本如图 5-14 所示。在文本窗格中按【Enter】键，自动添加形状，或者通过"绘图工具 | 设计"|"创建图形"组中的按钮选项添加形状和设置升降级。

③ 设置 SmartArt 图形样式：选中 SmartArt 图形，然后单击"SmartArt 工具 | 设计"|"SmartArt 样式"|"中等效果"选项（第 1 行第 4 个）。

3. 文字转换成 SmartArt 图形

① 文字转换成 SmartArt 图形：在第 3 张幻灯片中选中内容占位符中的所有文字，右击，在弹出的快捷菜单中选择"转换成 SmartArt 图形"级联菜单下的"其他 SmartArt 图形"选项，在打开的"选择 SmartArt 图形"对话框中选择"层次结构"中的第 2 行第 4 个"水平组织结构"选项。

② 更改 SmartArt 图形样式：选中 SmartArt 图形，单击"SmartArt 工具 | 设计"|"SmartArt 样式"|"强调效果"选项（第 1 行第 5 个），然后单击"更改颜色"下拉三角按钮，在下拉列表中选择"彩色"区域中的第 4 个样式。最后调整 SmartArt 图形大小，效果如图 5-12 所示。

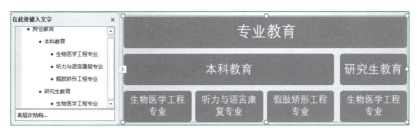

图 5-14　SmartArt 图形中输入文本

4. 保存文件

保存演示文稿为"任务 5-5 结果 .pptx"。

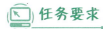 5-6　音频与视频编辑

任务要求

① 设置音频图标样式。
② 剪裁音频并保存。
③ 设置视频格式和播放方式。
④ 压缩媒体文件。

完成后效果如图 5-15 所示。

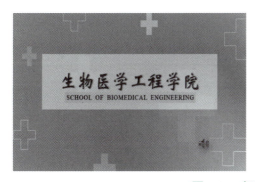 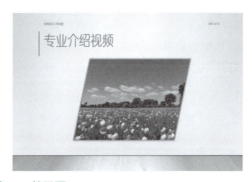

图 5-15　任务 5-6 效果图

操作步骤

1. 设置音频格式及剪裁音频

① 更改音频图标：打开素材文件 5-6.pptx，选中第 1 张幻灯片中的音频图标，单击"音频工具|格式"|"调整"|"更改图片"下拉三角按钮，在弹出的下拉列表中选择"来自文件"选项，在"插入图片"对话框中选择图片文件"小喇叭.png"，单击"插入"按钮，音频图标修改成功。

② 设置音频图标格式：选中第 1 张幻灯片中的音频图标，单击"音频工具|格式"|"调整"|"艺术效果"下拉三角按钮，在打开的下拉列表中选择第 3 行第 1 个"浅色屏幕"。然后单击"图片样式"|"其他"按钮，在下拉列表中选择第 1 行第 4 个"矩形投影"，效果如图 5-15 左图所示。

③ 剪裁音频：选中音频图标，单击"音频工具|播放"|"编辑"|"剪裁音频"按钮，在弹出的"剪裁音频"对话框中，分别拖动左侧的开始滑块和右侧结束滑块，设置音频的开始时间和结束时间，如图 5-16 所示。然后单击"播放"按钮，可以试听剪裁后的音频效果。

2. 设置视频格式及压缩媒体文件

① 设置视频图标和播放效果：选中第 5 张幻灯片中的视频图标，单击"视频工具|格式"|"视频样式"|"视频形状"下拉三角按钮，在弹出的下拉列表中选择"基本形状"中的第 1 行第 4 个"平行四边形"。然后单击"视频效果"下拉三角按钮，在弹出的下拉列表中选择"阴影"|"外部"|"偏移中"选项（第 2 行第 2 个），效果如图 5-15 右图所示。在"视频工具|播放"选项卡中设置淡化持续时间、播放方式如图 5-17 所示。

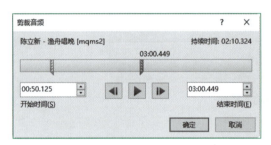

图 5-16　"剪裁音频"对话框

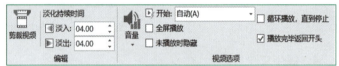

图 5-17　设置视频播放方式

② 压缩媒体文件：单击"文件"|"信息"命令，在"信息"窗口中选择"压缩媒体"下拉三角按钮，在弹出的下拉列表中选择"高清 720P"选项，会弹出"压缩媒体"对话框，开始压缩媒体文件，压缩完成后，单击"关闭"按钮。

3. 保存文件

保存演示文稿为"任务 5-6 结果.pptx"。

任务 5-7　链接和动画效果设置

任务要求

① 在幻灯片中为文本、图形对象创建超链接。
② 在幻灯片中创建缩放定位。
③ 在幻灯片中添加动画，设置动画效果。
④ 添加幻灯片切换效果。

完成后效果如图 5-18 所示。

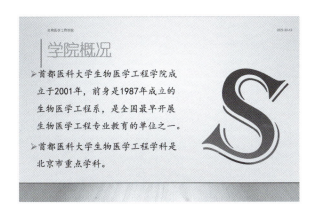 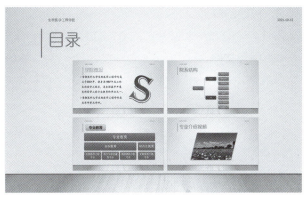

图 5-18　任务 5-7 效果图

 操作步骤

1. 创建链接

① 文本创建超链接：打开素材文件 5-7.pptx，单击第 2 张幻灯片，选中内容占位符中的文本"学院概况"，然后单击"插入"|"链接"|"链接"按钮，在弹出的"编辑超链接"对话框中单击"现有文件或网页"选项，在"地址栏"输入"http://bes.ccmu.edu.cn/index.htm"，单击"确定"按钮，效果如图 5-18 左图所示。

② 形状创建超链接：切换到第 4 张幻灯片，选中"专业教育"形状，按步骤①创建超链接，在弹出的"编辑超链接"对话框中，单击"现有文件或网页"选项，在"查找范围"区域中选择文件"生物医学工程专业.docx"，单击"确定"按钮。

③ 摘要缩放定位：单击"插入"|"链接"|"缩放定位"下拉三角按钮，在弹出的列表中选择"摘要缩放定位"，在弹出的"插入摘要缩放定位"对话框中，选中幻灯片 2 到幻灯片 5 复选框，单击"插入"按钮，自动生成一个含有 4 个缩略图的幻灯片（节名为摘要部分）。幻灯片的版式设为"画廊"|"仅标题"版式，标题输入"目录"，用格式刷将当前幻灯片标题格式与第 3 张幻灯片标题格式一致，效果如图 5-18 右图所示。

2. 添加动画效果

① 标题占位符添加动画：选中第 3 张幻灯片的标题占位符，单击"动画"|"动画"|"其他"按钮，在弹出的下拉列表中选择"进入"效果|"劈裂"效果，然后单击"效果选项"下拉三角按钮，在弹出如图 5-19 所示的下拉菜单中选择"左右向中央收缩"选项，"动画"|"计时"|"开始"设为"上一动画之后"，如图 5-20 所示。

② 内容占位符添加动画：选中第 3 张幻灯片内容占位符，单击"动画"|"动画"|"其他"按钮，在弹出的下拉列表中选择"进入"效果|"浮入"效果，然后单击"效果选项"下拉三角按钮，在弹出的下拉菜单中选择"方向"区域的"上浮"选项，然后再选择"序列"区域的"段落"选项，"计时"|"开始"设为"上一动画之后"。

③ 用动画刷添加相同动画效果：选中第 3 张幻灯片标题占位符，单击"动画"|"高级动画"|"动画刷"按钮，鼠标指针放到第 4 张幻灯片标题占位符上方，单击左键，标题占位符左上方会显示数字，动画添加成功。用上述同样方法为第 5、6 张幻灯片标题占位符添加动画。然后用动画刷为第 4、5、6 张幻灯片内容占位符添加与第 3 张幻灯片内容占位符相同的动画效果。"效果选项"下拉列表中选择"序列"区域中的"逐个"选项，如图 5-21 所示。

④ 添加幻灯片切换效果：选中第 1 张幻灯片，单击"切换"|"切换到此幻灯片"|"其他"按钮，选中"细微"|"分割"效果，然后单击"效果选项"下拉三角按钮，在弹出的下拉菜单中选择"中央向上下展开"，第 2 张幻灯片选择"华丽"|"页面卷曲"效果。

3. 放映幻灯片

按【F5】键放映幻灯片，观看幻灯片超链接、缩放定位和动画效果。

4. 保存文件

保存演示文稿为"任务 5-7 结果 .pptx"。

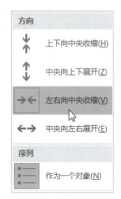

图 5-19 "劈裂"效果选项列表

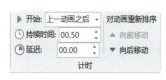

图 5-20 "计时"组

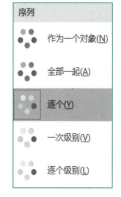

图 5-21 "序列"列表

任务 5-8 幻灯片放映与打印设置

任务要求

① 重命名节。
② 自定义放映的幻灯片。
③ 设置讲义母版格式。
④ 设置打印参数。
⑤ 保存幻灯片放映文件。

完成后效果如图 5-22 所示。

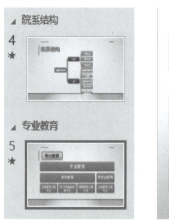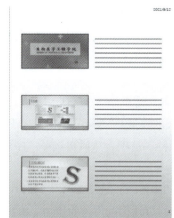

图 5-22 任务 5-8 效果图

操作步骤

① 重命名节：打开素材文件 5-8.pptx，右击第 5 张幻灯片左上角的"第 3 节"，在弹出的快捷菜单中选择"重命名节"，名称改为"专业教育"，效果如图 5-22 左图所示。

② 自定义放映的幻灯片：单击"幻灯片放映"|"开始放映幻灯片"|"自定义幻灯片放映"下拉三角按钮，

在弹出的下拉列表中选择"自定义放映"选项,在打开的"自定义放映"对话框中选择"新建"按钮,在弹出的"定义自定义放映"对话框中的"幻灯片放映名称"文本框中输入"生工","在演示文稿中的幻灯片"中选中 1、3、4 幻灯片,单击"添加"按钮,添加到"在自定义放映中的幻灯片"中,然后单击"确定"按钮,再单击"关闭"按钮。

③ 放映自定义放映的幻灯片:单击"幻灯片放映"|"开始放映幻灯片"|"自定义幻灯片放映"下拉三角按钮,在弹出的下拉列表中选择"生工"。

④ 设置讲义母版格式:单击"视图"|"母版视图"|"讲义母版"按钮,进入讲义母版视图。单击"讲义母版"|"背景"|"背景样式"下拉三角按钮,在弹出的下拉列表中选择第 3 行第 1 个"样式 9"。单击"讲义母版"|"关闭"|"关闭母版视图"按钮,返回普通视图。

⑤ 设置打印参数:单击"文件"|"打印"按钮,"打印机"区域中选择"Adobe PDF"选项,"设置"区域中选择"打印全部幻灯片"选项和"讲义(每页 3 张幻灯片)"选项,其他设置默认。打印预览效果如图 5-22 右图所示。

⑥ 保存成 PowerPoint 放映文件:单击"文件"|"另存为"按钮,选择需要保存的位置,输入文件名"生工学院",文件类型设为"PowerPoint 放映",单击"保存"按钮。

二、扩展任务

扩展任务 5-1 备注母版格式设置与 Word 讲义输出

任务要求

① 设置备注母版格式。
② 输入备注信息。
③ 输出 Word 讲义。

完成后效果如图 5-23 所示。

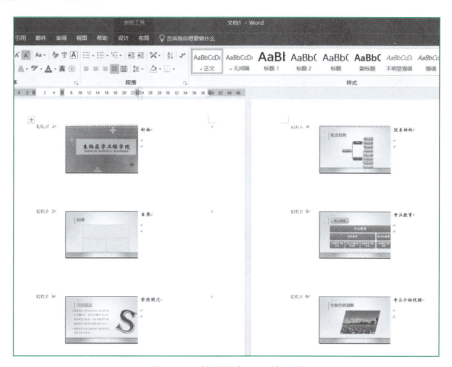

图 5-23 扩展任务 5-1 效果图

操作步骤

1. 设置备注母版格式

① 进入备注母版视图：打开素材文件扩展任务 5-1.pptx，单击"视图"|"母版视图"|"备注母版"按钮，进入备注母版视图。

② 设置备注母版方向：单击"备注母版"|"页面设置"|"备注页方向"下拉三角按钮，在弹出的下拉列表中选择"横向"。

③ 设置备注母版文本样式：单击"备注母版"|"背景"|"字体"下拉三角按钮，在弹出的下拉列表中选择"Candara 华文行楷"，效果如图 5-24 所示。

④ 关闭备注母版视图：单击"备注母版"|"关闭"|"关闭母版视图"按钮。

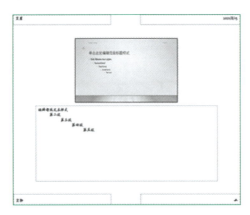

图 5-24 备注母版效果

2. 输入备注信息

① 打开备注窗格：单击状态栏中"备注"按钮，备注窗格显示在幻灯片窗格下方，调整备注窗格大小。

② 输入备注信息：从第 1 张到第 6 张幻灯片输入备注内容依次为"封面"、"目录"、"学院概况"、"院系结构"、"专业教育"和"专业介绍视频"。

3. 输出 Word 讲义

① 输出 Word 讲义：单击"文件"|"导出"命令，在右侧调板中选择"创建讲义"选项，然后单击"创建讲义"按钮，在弹出"发送到 Microsoft Word"对话框中选择讲义类型为"备注在幻灯片旁"，单击"确定"按钮，生成如图 5-23 所示的 Word 文档。

② 保存 Word 讲义：保存文件为"生工.docx"。

扩展任务 5-2 批注与墨迹功能使用

任务要求

① 插入批注。
② 使用墨迹功能。

操作步骤

1. 插入批注

① 打开批注窗格：打开素材文件扩展任务 5-2.pptx，单击状态栏中的"批注"按钮，在右侧弹出"批注"窗格。

② 插入批注：单击第 2 张幻灯片缩略图，然后单击"新建"按钮，下方出现批注框输入"学院简介"，

如图 5-25 所示。

③ 删除批注：单击批注框右上角的叉子按钮，删除批注。

2. 使用墨迹功能

① 打开墨迹工具：单击"审阅"|"墨迹"|"开始墨迹书写"按钮，打开"墨迹书写工具"。

② 设置笔的格式：单击"写入"|"荧光笔"按钮，在"笔"组中选择"紫色荧光笔（4.0 毫米）"选项，然后在幻灯片上做标注，如图 5-26 所示。

③ 移动墨迹：单击"写入"|"选择对象"按钮，选中要移动的墨迹，拖动鼠标到合适的位置。

④ 删除墨迹：单击"写入"|"橡皮擦"下拉三角按钮，在下拉列表中选择橡皮样式，鼠标移到墨迹处，按住鼠标不放，拖动鼠标擦除墨迹。或者选中需要删除的墨迹，按【Delete】键删除。

⑤ 墨迹转换成形状：选择笔的样式（不能是荧光笔），单击"墨迹转换成形状"按钮，按住鼠标左键不放，在幻灯片中勾画，松开鼠标，系统自动将绘制的图形转换成形状。

⑥ 退出墨迹书写：单击其他功能选项卡，自动退出墨迹书写。

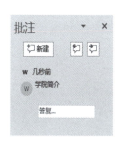

图 5-25 "批注"窗格

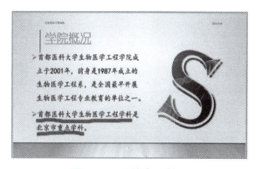

图 5-26 墨迹书写效果

扩展任务 5-3 节缩放定位与平滑切换效果设置

任务要求

① 设置节缩放定位。

② 设置平滑切换效果。

完成后效果如图 5-27 所示。

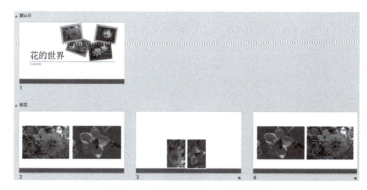

图 5-27 扩展任务 5-3 效果图

操作步骤

1. 设置节缩放定位

① 插入节缩放定位：打开素材扩展任务 5-3.pptx 文件，选中第 1 张幻灯片，单击"插入"|"链接"|"缩

放定位"下拉三角按钮,在下拉列表中选择"节缩放定位"选项,在打开的"插入节缩放定位"对话框中选中"第2节:桃花"和"第4节:月季",如图5-28所示,单击"插入"按钮,幻灯片中自动插入2张缩放定位图片。

② 移动缩放定位图片:拖动鼠标移动图片位置,桃花图片移到牡丹图片左上方,月季图片移到莲花图片右上方,旋转图片,效果如图5-27所示。

③ 设置缩放定位图片样式:用格式刷复制牡丹样式,使缩放定位图片样式与牡丹相同,在"缩放工具|格式"|"缩放定位样式"组中将桃花图片的缩放定位边框设为"橙色",月季图片的缩放定位边框设为"浅绿色",效果如图5-27所示。

④ 更改图像:选中桃花缩放定位图片,单击"缩放工具|格式"|"缩放定位选项"|"更改图像"下拉三角按钮,选择"更改图像"选项,在弹出的"插入图片"窗口中选择"来自文件"选项,在弹出的对话框中选择"桃花.jpg"文件,单击"插入"按钮,图片更改成功。按上述同样方法,将月季缩放定位图片修改为"月季.jpg"文件。选中月季缩放定位图片,在"缩放工具|格式"|"缩放定位选项"组中取消"返回到缩放"选项,此时图片右下方显示的数字前没有返回箭头,如图5-29所示。

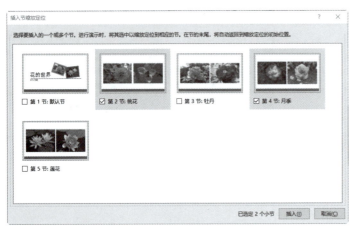

图 5-28 "插入节缩放定位"对话框

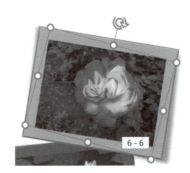

图 5-29 缩放定位图片不显示返回箭头

2. 设置平滑切换效果

① 复制幻灯片:选中第2张幻灯片,按【Ctrl+D】组合键复制第2张幻灯片2次,第2张幻灯片下方自动新增2张幻灯片。

② 编辑图片:选中第3张幻灯片,左图向右旋转90°,右图向左旋转90°,调整幻灯片中的图片大小和位置,图片高度设为6厘米,移到幻灯片底部中间,效果如图5-27所示。切换到第4张幻灯片,左图移到右侧,右图移到左侧,效果如图5-27所示。

③ 设置平滑切换效果:选中第3张幻灯片,单击"切换"|"切换到此幻灯片"|"平滑"效果,同样方法为第4张幻灯片添加"平滑"效果。

3. 放映幻灯片

按【F5】键,放映幻灯片,放映第1张幻灯片时,单击"桃花"和"月季"缩放定位图片可以查看缩放定位效果和平滑效果。

4. 保存文件

保存演示文稿为"扩展任务5-3结果.pptx"。

三、自测题

（一）单选题

1. PowerPoint 2019 是一种_____。
   A. 数据库管理系统　　　　　　　　B. 电子数据表格软件
   C. 文字处理软件　　　　　　　　　D. 演示文稿软件

2. 在 PowerPoint 2019 中，可编辑、修改幻灯片内容的视图是_____。
   A. 普通视图　　　B. 幻灯片浏览视图　　　C. 灯片放映视图　　　D. 都可以

3. PowerPoint 2019 演示文稿默认的文件扩展名是_____。
   A. .docx　　　　　B. .pptx　　　　　C. .potx　　　　　D. .dotx

4. 幻灯片中占位符的作用是_____。
   A. 表示文本长度　　　　　　　　　B. 限制插入对象的数量
   C. 表示图形的大小　　　　　　　　D. 为文本、图像预留位置

5. 在 PowePoint 2019 中，下列有关选定幻灯片的描述，不正确的是_____。
   A. 在幻灯片浏览视图中单击选定
   B. 要选定多张不连续的幻灯片，在幻灯片浏览视图下按下【Ctrl】键不放再单击各幻灯片
   C. 在幻灯片浏览视图中，若要选定所有幻灯片，应使用【Ctrl+A】组合键
   D. 在幻灯片浏览视图中，最多选定两个幻灯片

6. 在 PowerPoint 2019 中，设置好的切换效果，可以应用于_____。
   A. 所有幻灯片　　　　　　　　　　B. 一张幻灯片
   C. A 和 B 都对　　　　　　　　　　D. A 和 B 都不对

7. 在 PowerPoint 2019 中，下列关于切换效果的描述中，不正确的是_____。
   A. 单击"切换"|"切换到此幻灯片"|"其他"按钮选择切换效果
   B. 不能设置自动换片时间
   C. 可以设置幻灯片切换时的声音
   D. 单击"切换"|"切换到此幻灯片"|"效果选项"按钮设置切换效果的方向

8. 在 PowerPoint 2019 中插入图表时，下列描述正确的是_____。
   A. 单击"插入"|"图像"|"图表"按钮
   B. 单击"开始"|"绘图"|"图表"按钮
   C. 单击"插入"|"插图"|"图表"按钮
   D. 单击"插入"|"文本"|"图表"按钮

9. 在 PowerPoint 2019 中插入图形时，下列描述不正确的是_____。
   A. 单击"插入"|"插图"|"形状"按钮可以插入图形
   B. 单击"开始"|"绘图"|"形状"按钮可以插入图形
   C. 选中多个图形对象，单击"绘图工具|格式"|"插入形状"|"对齐"按钮可以对齐和分布图形对象
   D. 选中多个图形对象，右击，在弹出的快捷菜单中选择"组合"按钮可以实现组合图形

10. 在幻灯片中插入音频后，幻灯片中将出现_____。
    A. 一段文字说明　　　B. 小喇叭图标　　　C. 文本框　　　D. 占位符

11. 在 PowerPoint 2019 中进行自定义动画时，可以改变的是_____。
    A. 幻灯片中某一对象的动画效果　　　　　B. 幻灯片的背景

C. 幻灯片的切换速度　　　　　　　　D. 幻灯片的页眉和页脚

12. 使幻灯片内的标题、图片等按用户要求的顺序出现，应进行的设置是＿＿＿＿。

  A. 幻灯片　　　B. 自定义动画　　　C. 幻灯片超链接　　　D. 放映方式

13. 一个演示文稿有 7 张幻灯片，若只想播放其中的第 2、3、5 张幻灯片，可以采用的操作是＿＿＿＿。

  A. 单击"幻灯片放映"｜"设置"｜"设置幻灯片放映"按钮

  B. 单击"幻灯片放映"｜"开始放映幻灯片"｜"自定义幻灯片放映"按钮

  C. 单击"幻灯片放映"｜"设置"｜"幻灯片切换"按钮

  D. 单击"幻灯片放映"｜"设置"｜"自定义动画"按钮

14. 以下关于应用主题的说法中正确的是＿＿＿＿。

  A. 一个演示文稿可以使用多个主题

  B. 从其他演示文稿插入的幻灯片将继续保留原有的模板样式

  C. 一个演示文稿只能使用一个主题

  D. 演示文稿中的各张幻灯片只能填充相同的背景图案

15. 下列属于"自定义动画"的功能是＿＿＿＿。

  A. 给幻灯片内的对象添加动画效果　　　B. 插入 Flash 动画

  C. 设置放映方式　　　　　　　　　　　D. 设置幻灯片切换

16. PowerPoint 2019 的"超链接"命令的作用是＿＿＿＿。

  A. 在演示文稿中插入幻灯片　　　　　　B. 中断幻灯片放映

  C. 显示内容跳转到指定位置　　　　　　D. 设置幻灯片切换

17. 下列关于"改变幻灯片大小"的说法正确的是＿＿＿＿。

  A. 单击"设计"｜"自定义"｜"幻灯片大小"按钮

  B. 单击"切换"｜"计时"｜"幻灯片大小"按钮

  C. 单击"切换"｜"自定义"｜"幻灯片大小"按钮

  D. 单击"动画"｜"自定义"｜"幻灯片大小"按钮

18. 在 PowerPoint 2019 中，新建演示文稿中应用了"回顾"主题，则新建幻灯片时，新幻灯片的配色将＿＿＿＿。

  A. 采用已选定主题的配色方案　　　　　B. 采用默认的配色方案

  C. 自己设置配色方案　　　　　　　　　D. 随机选择配色方案

19. 下列关于"排练计时"的描述，不正确的是＿＿＿＿。

  A. 单击"幻灯片放映"｜"设置"｜"排练计时"按钮进入幻灯片放映开始计时

  B. 如果放映幻灯片时不使用排练计时换片，可以在"设置放映方式"对话框中"推进幻灯片"区域选中"手动"单选按钮

  C. 利用排练计时功能精确地记录每张幻灯片的播放时间

  D. "排练计时"设置好后不能清除

20. 打印幻灯片时，不能打印出来的是＿＿＿＿。

  A. 幻灯片中的图片　　B. 幻灯片的动画　　C. 母版上设置的标志　　D. 幻灯片的图表

21. 在 PowerPoint 2019 中，打开幻灯片母版视图的方法是＿＿＿＿。

  A. 单击"插入"｜"母版"｜"幻灯片母版"按钮

  B. 单击"视图"｜"母版"｜"幻灯片母版"按钮

C. 单击"开始"|"母版"|"幻灯片母版"按钮

D. 单击"设计"|"母版"|"幻灯片母版"按钮

22. 关于幻灯片背景设置说法正确的是_____。

   A. 单击"插入"|"插图"|"设置背景格式"按钮设置背景

   B. 单击"设计"|"自定义"|"设置背景格式"按钮设置背景

   C. 单击"设计"|"主题"|"设置背景格式"按钮设置背景

   D. 单击"开始"|"绘图"|"设置背景格式"按钮设置背景

23. 在PowerPoint 2019的备注页视图中,每张备注页视图页面包括_____。

   A. 幻灯片缩略图和备注部分　　　　B. 幻灯片窗格和缩略图

   C. 幻灯片窗格和幻灯片放映　　　　D. 备注窗格和幻灯片放映

24. 下列关于幻灯片版式的描述,不正确的是_____。

   A. 可以根据幻灯片的内容设置幻灯片的版式

   B. PowerPoint 2019提供了内置版式11种

   C. 在幻灯片母版视图下可根据需要自定义版式

   D. 幻灯片版式不可以随便更改

25. 在PowerPoint 2019中,新建一个空白演示文稿,自动生成的第一张幻灯片版式是_____。

   A. 空白版式　　　　　　　　　　　B. 标题和表格版式

   C. 标题和文本版式　　　　　　　　D. 标题幻灯片版式

26. 在PowerPoint 2019中添加缩放定位,下面说法正确的是_____。

   A. 缩放定位包括摘要缩放定位和节缩放定位两种

   B. 单击"插入"|"插图"|"缩放定位"按钮设置缩放定位

   C. 单击"插入"|"链接"|"缩放定位"按钮设置缩放定位

   D. 单击"插入"|"图像"|"缩放定位"按钮设置缩放定位

27. PowerPoint 2019默认的视图是_____。

   A. 大纲视图　　　B. 阅读视图　　　C. 普通视图　　　D. 浏览视图

28. 在PowerPoint 2019中模板的扩展名是_____。

   A. .docx　　　　　B. .pptx　　　　C. .potx　　　　D. .dotx

29. 放映演示文稿正确的操作是_____。

   A. 按【Ctrl】键

   B. 按【F5】键

   C. 单击"幻灯片放映"选项卡中的"设置幻灯片放映"按钮

   D. 单击"幻灯片放映"选项卡中的"自定义幻灯片放映"按钮

30. 如果在演示文稿的播放过程中终止幻灯片的演示,随时可以按的终止键是_____。

   A.【End】　　　　B.【Esc】　　　　C.【Ctrl+E】　　　D.【Ctrl+C】

(二)多选题

1. 下列各项可作为幻灯片背景的是_____。

   A. 图片　　　　　B. 纹理　　　　　C. 图案　　　　　D. 图形

2. 在PowerPoint 2019中,下列操作正确的是_____。

   A. 单击"插入"|"插图"|"形状"按钮,可以插入形状

   B. 单击"插入"|"文本"|"艺术字"按钮,可以插入艺术字

C. 单击"插入"|"媒体"|"视频"按钮，可以插入视频

D. 单击"设计"|"主题"|"其他"按钮，可以应用主题

3. 关于 PowerPoint 2019 幻灯片放映，下列说法正确的是_____。

    A. 放映过程中右击可以结束放映

    B. 放映过程中不可以暂停

    C. 在"幻灯片放映"|"开始放映幻灯片"组中单击"从头开始"可以从头放映

    D. 在"幻灯片放映"|"开始放映幻灯片"组中单击"从当前幻灯片开始"可以从当前幻灯片开始放映

4. 在 PowerPoint 2019 中母版视图有 3 种，分别是_____。

    A. 幻灯片母版视图 B. 讲义母版视图
    C. 备注母版视图 D. 大纲母版视图

5. 在 PowerPoint 2019 中，可以将演示文稿保存的文件类型有_____。

    A. PDF B. JPEG C. MPEG 视频 D. XPS 文档

6. 在空白幻灯片中，可以直接插入的对象是_____。

    A. 音频 B. 文本框 C. 图片 D. 艺术字

7. 在 PowerPoint 2019 中添加项目符号，下列说法正确的是_____。

    A. 单击"开始"|"段落"|"项目符号"下拉三角按钮，在下拉列表中选择预设项目符号

    B. 在"项目符号和编号"对话框中单击"图片"按钮可选择图片作为项目符号

    C. 在"项目符号和编号"对话框中单击"自定义"按钮可选择特殊符号作为项目符号

    D. 在"项目符号和编号"对话框中单击"颜色"下拉三角按钮选择颜色设置项目符号颜色

8. PowerPoint 2019 的"超链接"按钮可以实现的是_____。

    A. 幻灯片直接的跳转 B. 幻灯片到 Word 文档的跳转
    C. 幻灯片到网页文件的跳转 D. 为幻灯片添加页眉页脚

9. 添加动画时，下列说法正确的是_____。

    A. 可以调整动画顺序 B. 动画能同时播放
    C. 可以为对象添加多个动画效果 D. 动画播放时间是固定的，不能修改

10. 在演示文稿中可以创建超链接的对象是_____。

    A. 文本 B. 文本框 C. 图片 D. 图形

11. PowerPoint 2019 提供的动画效果包括_____。

    A. "进入"动画和"退出"动画 B. "切换"动画和"放映"动画
    C. 动作路径和"强调"动画 D. "链接"动画和"插入"动画

12. 关于幻灯片中的文本输入，说法正确的是_____。

    A. 在文本占位符内输入 B. 在文本框中输入
    C. 从外部文档导入 D. 在媒体占位符内输入

13. 在 PowerPoint 2019 中，下列关于表格的说法正确的是_____。

    A. 可以合并单元格 B. 可以改变行高和列宽
    C. 可以在单元格插入图片 D. 不可以为单元格设置超链接

14. 在 PowerPoint 2019 中，下列说法正确的是_____。

    A. 单击"设计"|"自定义"|"设置背景格式"按钮设置幻灯片背景格式

    B. 单击"动画"|"动画"|"其他"按钮设置动画效果

C. 按【Shift+F5】组合键从头开始放映幻灯片

D. 单击内容占位符中的"插入视频"按钮可以插入视频

15. 关于 PowerPoint 2019 幻灯片母版的使用，下列说法正确的是_____。

A. 通过对母版的设置可控制幻灯片中不同部分的表现形式

B. 通过对母版的设置可预先定义幻灯片的前景颜色、背景颜色和字体大小

C. 修改母版对演示文稿中任何一张幻灯片没有影响

D. 标题母版为使用标题版式的幻灯片设置了默认格式

（三）判断题

1. 按【F5】键可以从头开始放映幻灯片。　　　　　　　　　　　　　　　　（　　）
2. 在幻灯片中可以在任意位置上插入文本、图片、表格等对象。　　　　　（　　）
3. 在幻灯片中可以修改超链接颜色。　　　　　　　　　　　　　　　　　　（　　）
4. 幻灯片的声音总是在执行到该幻灯片时自动放映。　　　　　　　　　　（　　）
5. 在备注页视图模式中不能修改幻灯片本身的内容。　　　　　　　　　　（　　）
6. 在 PowerPoint 2019 中不能设置幻灯片的大小。　　　　　　　　　　　　（　　）
7. 使用屏幕录制功能可录制屏幕正在进行的内容并将其插入演示文稿中。（　　）
8. 在幻灯片放映时可以隐藏鼠标指针。　　　　　　　　　　　　　　　　　（　　）
9. 幻灯片文本的编辑、修改可以在幻灯片浏览视图中实现。　　　　　　　（　　）
10. 在 PowerPoint 2019 中，幻灯片的位置是固定的，不能移动。　　　　　（　　）

（四）简答题

1. 幻灯片母版、讲义母版和备注母版的区别是什么？
2. 叙述创建摘要缩放定位的方法。
3. 学校近期举办学术论坛，如果让你负责制作学术海报，利用 PowerPoint 2019 制作一份与本专业相关的学术海报，请描述制作过程。

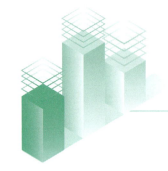

第 6 章
Photoshop 图像处理

一、基础任务

任务 6-1 蝴蝶图片调整

任务要求

① 使用"图像大小"、"图像旋转"和"裁剪"命令调整蝴蝶图像。
② 使用"画布大小"命令，添加边框。
完成后效果如图 6-1 所示。

操作步骤

1. 图像大小调整、缩放与旋转图像

① 打开素材文件"蝴蝶 .jpg"。
② 图像大小调整：单击菜单"图像"|"图像大小"命令，调整图像大小为宽 400 像素，高 300 像素。
③ 图像缩放：在工具箱中选择"缩放工具" 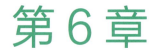，适当放大图像或使用"导航器"面板调整图像显示比例。
④ 旋转图像：单击菜单"图像"|"图像旋转"|"任意角度"命令，顺时针旋转 10°。旋转后空白处自动填充为当前设置的背景色。

2. 图像裁剪、图像边框的添加

① 图像裁剪：在工具箱中选择"裁剪工具"，把图中的蝴蝶裁剪出来，如图 6-2 所示。
② 前景色设置：在工具箱中单击前景色色块，弹出"拾色器"对话框，设置前景色为 RGB(200,150,40)。
③ 添加边框：单击菜单"图像"|"画布大小"命令，宽度和高度相对增加 0.5 厘米，画布扩展颜色为前景色。

3. 文件保存

将文件保存为"任务 6-1 结果 .psd"。

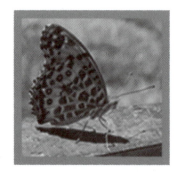

图 6-1　任务 6-1 效果图

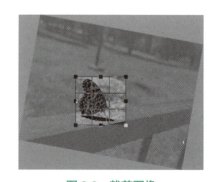

图 6-2　裁剪图像

任务 6-2 圆柱体制作

任务要求

① 使用形状工具和图层基本操作制作立体的圆柱体。
② 使用自定形状工具添加心形和常春藤并添加图层样式。
完成后效果如图 6-3 所示。

操作步骤

1. 文件新建

新建文件，宽为 800 像素，高为 600 像素，分辨率为 72 像素/英寸，背景为 RGB(180,235,235)，单击"创建"按钮。

2. 圆柱体的制作

① 圆柱体侧面绘制：新建图层，重命名为"侧面"，设置前景色为灰色 RGB(220,220,220)，在工具箱中选择"矩形工具"，在工具选项栏中选择"像素"，在图层"侧面"上绘制长方形，作为圆柱体的侧面。

② 圆柱体顶面绘制：设置前景色为白色，新建图层，重命名为"顶面"，在工具箱中选择"椭圆工具"，在工具选项栏中选择"像素"，在图层"顶面"上绘制椭圆。使用"移动工具"移动顶面至圆柱体侧面上方。

③ 圆柱体底面绘制：设置前景色为灰色 RGB(220,220,220)，新建图层，重命名为"底面"，在工具箱中选择"椭圆工具"，在工具选项栏中选择"像素"，在图层"底面"上绘制椭圆形。使用"移动工具"移动底面至圆柱体侧面下方。

④ 合并图层制作圆柱体：在"图层"面板上，按下【Ctrl】键依次单击图层"侧面"、"顶面"和"底面"，选中这 3 个图层后，单击菜单"图层"|"合并图层"命令，合并这 3 个图层或者右击弹出快捷菜单选择"合并图层"命令。合并后的图层重命名为"圆柱体"。

⑤ 移动位置和改变圆柱体大小：单击"编辑"|"自由变换"命令，改变圆柱体大小。使用"移动工具"移动圆柱体至左侧。

⑥ 复制圆柱体：在"图层"面板上，单击图层"圆柱体"，将其拖拽至"图层"面板下方的"创建新图层"按钮，松开鼠标，完成复制图层"圆柱体"的操作，同时重命名图层为"小圆柱体"。移动小圆柱体至右下角，缩小圆柱体大小。

3. 立体外观的心形和常春藤的制作

① 绘制心形：设置前景色为粉色 RGB(250,180,200)，新建图层，重命名为"心"，在工具箱中选择"自定形状工具"，在工具选项栏中选择"像素"，"形状"选择"红心型卡"。在图层"心"上绘制心。单击菜单"编辑"|"变换"|"变形"命令，变形心形，如图 6-4 所示。使用"移动工具"，适当调整心形位置。

② 图层"心"上添加图层样式：在"图层"面板上，选中图层"心"，单击"图层"面板下方的"添加图层样式"按钮，弹出快捷菜单选择"斜面和浮雕"命令，打开"图层样式"对话框，设置"斜面和浮雕"图层样式，如图 6-5 所示。

③ 绘制常春藤：设置前景色为蓝色 RGB(115,180,200)，新建图层，重命名为"常春藤"，在工具箱中选择"自定形状工具"，在工具选项栏中选择"像素"，"形状"选择"常春藤 2"。在图层"常春藤"上绘制形状。

④ 复制图层"心"的图层样式至图层"常春藤"：在"图层"面板上，右击图层"心"的图层样式"斜面和浮雕"，弹出快捷菜单，选择"复制图层样式"命令，右击图层"常春藤"，弹出快捷菜单，选择"粘贴图层样式"，完成图层样式复制。最后使用"移动工具"，适当调整常春藤位置。

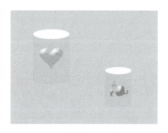
图 6-3　任务 6-2 效果图

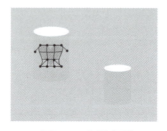
图 6-4　心形变形

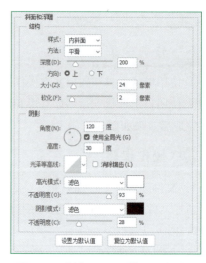
图 6-5　"斜面和浮雕"图层样式

4. 文件保存

文件保存为"任务 6-2 结果 .psd"。

任务 6-3　DNA 海报制作

任务要求

① 获取 DNA 图形选区并复制。
② 通过"样式"面板给 DNA 图形添加图层样式并修改图层样式。
③ 使用选区的基本操作创建 DNA 文字选区，实现 DNA 文字制作。
完成后效果如图 6-6 所示。

操作步骤

1. 文件新建

新建文件，宽度为 1 000 像素，高度为 800 像素，分辨率为 72 像素 / 英寸，背景为白色，标题为"DNA 海报"。

2. DNA 图形制作

① DNA 图形选区创建：打开素材文件"DNA.jpg"，选择工具箱中的"魔棒工具"，在工具选项栏中取消"连续"，容差值为 30，单击白色背景，单击菜单"选择"|"反选"命令，创建蓝色 DNA 图形的选区。

② DNA 图形复制：连续复制两次 DNA 图形至文件"DNA 海报"，图层分别重命名为"短 DNA"和"长 DNA"。单击菜单"编辑"|"自由变换"命令，调整 DNA 的位置、大小和旋转角度，如图 6-7 所示。

③ "玻璃按钮"样式添加：单击菜单"窗口"|"样式"命令，打开"样式"面板，单击右侧按钮，在弹出的菜单中选择"玻璃按钮"样式，选择"追加"至"样式"面板，此时若干玻璃按钮的样式追加到"样式"面板的样式列表下方。

④ 使用"样式"面板实现图层样式添加：选择图层"短 DNA"，单击"样式"面板中的"绿色玻璃"样式，在"图层"面板上，图层"短 DNA"下方自动添加了样式实现绿色玻璃效果；同样操作，图层"长 DNA"上添加"洋红色玻璃"样式。

⑤ 图层样式修改：在"图层"面板上，双击图层"长 DNA"已添加图层样式中的"斜面和浮雕"样式，弹出"图层样式"对话框，修改"斜面和浮雕"样式，如图 6-8 所示。

3. DNA 文字制作

① 选区载入：打开素材文件"DNA 字母 .psd"，单击菜单"选择"|"载入选区"命令，弹出"载入选区"

对话框,"通道"选择"DNA",单击"确定"按钮。此时出现 DNA 字样的选区。

②选区修改:单击菜单"选择"|"修改"|"扩展"命令,扩展选区 5 像素,得到 DNA 字样的扩展选区。

③选区复制:复制 DNA 字样的选区至文件"DNA 海报 .jpg",并调整大小及位置至图像下方。

④选区修改:在文件"DNA 字母 .psd"中,在已扩展的 DNA 选区上,单击菜单"选择"|"修改"|"羽化"命令,羽化 10 像素,得到 DNA 羽化字样选区。

⑤复制羽化选区:复制 DNA 字样的羽化选区至文件"DNA 海报 .jpg",并调整大小及位置。

4. 文件保存

文件保存为"任务 6-3 结果 .psd"。

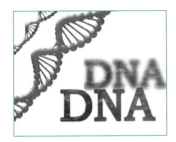

图 6-6　任务 6-3 效果图

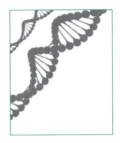

图 6-7　复制 DNA

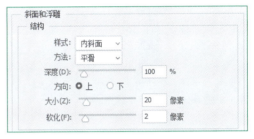

图 6-8　"斜面和浮雕"图层样式

任务 6-4　卡通树的绘制

任务要求

①使用画笔工具和橡皮擦工具绘制树干。
②使用自定义画笔工具定义"树叶"画笔形状。
③使用"画笔设置"面板修改画笔并定义新画笔"3 片树叶",并绘制树叶。
完成后效果如图 6-9 所示。

操作步骤

1. 树干的绘制

①新建文件,宽度为 1 000 像素,高度为 1 000 像素,背景为白色,保存为"任务 6-4 结果 .psd"。

②图层新建:新建图层,重命名为"树干"。

③树干绘制:在"图层"面板上,选择"树干"图层。设置前景色为棕色 RGB(80,40,15),在工具箱中选择"画笔工具" ,在工具选项栏中,设置画笔大小为 90 像素,画笔形状为"常规画笔"|"硬边圆",平滑为 50%,单击"设置其他平滑选项按钮" ,弹出的平滑选项只勾选"描边补齐"。开始绘制树干,更改画笔大小,绘制分支树干,同时选择"橡皮擦"工具,不断修饰树干,结果如图 6-10 所示。

2. 树叶画笔形状的创建

①新建文件,宽度为 100 像素,高度为 100 像素,背景为白色。

②添加"自然"类形状:在工具箱中选择"自定形状工具",单击工具选项栏中的"形状"右侧下拉箭头,打开形状列表,单击右上角设置按钮,弹出列表中选择"自然",弹出对话框,选择"追加",将"自然"形状追加到形状列表中。

③树叶绘制:设置前景色为深绿色 RGB(0,30,10),工具选项栏中选择"像素",选择形状列表中的"叶子 3"形状,单击鼠标左键在画布上拖拽出一个树叶形状。

④叶脉绘制:设置前景色为浅绿色 RGB(0,200,50),在工具箱中选择"画笔工具",在工具选项栏中,设置画笔大小为 3 像素,画笔形状为"硬边圆",平滑为 50%,平滑选项勾选"描边补齐",在树叶中间绘

制叶脉，结果如图 6-11 所示。

⑤ 定义画笔预设：单击菜单"编辑"|"定义画笔预设"命令，弹出"画笔名称"对话框，输入画笔名称"树叶"，单击"确定"按钮。此时"树叶"画笔形状已添加到"画笔工具"的笔尖形状列表中。

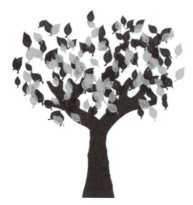

图 6-9　任务 6-4 效果图

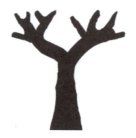

图 6-10　树干绘制

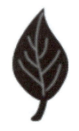

图 6-11　树叶绘制

⑥ "画笔设置"面板设置新画笔：在工具箱中选择"画笔工具"，画笔形状选择上步新建的形状"树叶"，单击工具选项栏中 "画笔设置"面板按钮，打开"画笔设置"面板，分别设置"形状动态"和"散布"，如图 6-12、图 6-13 所示。单击"画笔设置"面板右下角的"创建新画笔"按钮，弹出"画笔名称"对话框，输入画笔名称"3 片树叶"，单击"确定"按钮。此时"3 片树叶"画笔形状已添加到"画笔工具"的笔尖形状列表中。

3. 树叶绘制

① 深色树叶绘制：在文件"任务 6-4 结果 .psd"中，新建图层"深色树叶"，设置前景色为深绿色 RGB(0,30,10)，在工具箱中选择"画笔工具"，在工具选项栏中设置画笔大小为 100 像素，画笔形状选择"3 片树叶"，在图层"深色树叶"上单击鼠标绘制深色的树叶。

② 浅色树叶绘制：新建图层"浅色树叶"，设置前景色为 RGB(0,240,20)，在工具箱中选择"画笔工具"，画笔设置同上。在图层"浅色树叶"上单击鼠标绘制浅色的树叶。

4. 文件保存

文件保存为"任务 6-4 结果 .psd"。

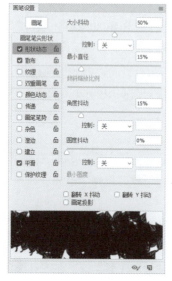

图 6-12　设置"形状动态"属性

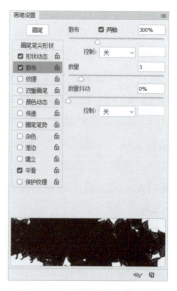

图 6-13　设置"散布"属性

任务 6-5 牵牛花图片修饰

任务要求

① 使用修补工具去除枯叶。
② 创建牵牛花选区并移动选区的选框位置。
③ 使用仿制图章工具在选区内复制牵牛花。
完成后效果如图 6-14 所示。

操作步骤

1. 枯叶部分修补

打开素材文件"牵牛花 .jpg",选择工具箱中的"修补工具",在工具选项栏中选择"源",在图像右下角绘制选区,框住枯叶部分,拖动选区部分至图像左上角绿叶部分,如图 6-15 所示,松开鼠标,完成修补,按【Ctrl+D】组合键取消选区。

2. 复制牵牛花

① 牵牛花选区创建:选择工具箱中的"快速选择工具",创建牵牛花选区。
② 牵牛花选区的选框移动:选择工具箱中的"矩形选框工具",在工具选项栏中选择"新选区"按钮,鼠标移至牵牛花选区内,出现移动选框的图标,拖动鼠标,移动选区选框至图像右上方。
③ 复制牵牛花:选择工具箱中的"仿制图章工具",在工具选项栏中设置笔尖大小 130 像素,按下【Alt】键不放,单击牵牛花花心。在牵牛花选区的中间花心部分拖动鼠标,开始在选区内复制牵牛花,如图 6-16 所示。

3. 文件保存

文件保存为"任务 6-5 结果 .jpg"。

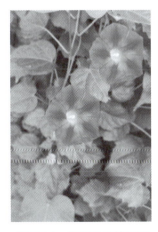 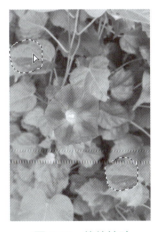 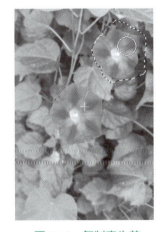

图 6-14　任务 6-5 效果图　　图 6-15　修补枯叶　　图 6-16　复制牵牛花

任务 6-6 "预防近视"海报制作

任务要求

① 使用填充工具和滤镜制作海报背景。
② 使用文字工具完成文字录入。
完成后效果如图 6-17 所示。

操作步骤

1. 海报背景制作

① 新建文件，宽为 800 像素，高为 600 像素，背景为白色，RGB 模式，分辨率为 72 像素/英寸。存储文件为"任务 6-6 结果 .psd"。

② 前景色、背景色设置：工具箱中的前景色设置为 RGB(115,180,200)，背景色设置为白色。

③ 图层新建：新建图层，重命名为"蓝色背景"。

④ 矩形选区创建：单击图层"蓝色背景"，设置为当前图层。在工具箱中选择"矩形选框工具"，绘制矩形选区，四周留白。

⑤ 渐变色填充：在工具箱中选择"渐变工具"，在工具选项栏中设置渐变色为预设中的"前景色到背景色渐变"，渐变方式选择"线性渐变"。从矩形选区左上角拖动渐变线至右下角，松开鼠标填充渐变色。

⑥ 滤镜添加：单击菜单"滤镜"|"像素化"|"马赛克"命令，添加马赛克滤镜，单元格大小设为 40，按【Ctrl+D】组合键取消选区。

2. 记事本复制

① 打开素材"绿色记事本 .jpg"和"粉色记事本 .jpg"。

② 图层复制：单击菜单"图层"|"复制图层"命令，将记事本分别复制到文件"任务 6-6 结果 .psd"，图层重命名为"绿色记事本"和"粉色记事本"。

3. 橙色记事本制作

① 图层"绿色记事本"复制：复制图层"绿色记事本"，重命名为"橙色记事本"。

② "橙色记事本"的绿色边缘替换为橙色：选择图层"橙色记事本"，在工具箱中选择"魔棒工具"，单击记事本的绿色边缘，创建记事本的绿色选区，单击菜单"编辑"|"填充"命令，填充橙色 RGB(249,184,132)。按【Ctrl+D】组合键取消选区。

4. 记事本位置大小与方向的调整

调整图层上记事本位置和大小：单击菜单"编辑"|"自由变换"命令，分别调整 3 个记事本的位置、大小和旋转方向，如图 6-17 所示。

5. 文字的输入

① 粉色文字输入：在工具箱中选择"横排文字工具"，新建文字图层，重命名为"粉色字"，在如图 6-18 所示位置绘制矩形输入框，在工具选项栏中设置字体为华文琥珀，字号 18，颜色设置为粉色（单击工具选项栏中的颜色块，弹出"拾色器"对话框，鼠标变成吸管，直接吸取粉色记事本的粉色边框）。输入标题"三个 20 标准"居中对齐，再输入正文"20 分钟近距离用眼后，远眺 20 英尺以外的物体，至少 20 秒以上。"。

② 文字区域方向调整：鼠标移至矩形输入框控点的直角处，鼠标变为旋转标记，拖动鼠标旋转文字区域，与粉色记事本方向一致。调整完后，单击工具选项栏中的提交按钮。重命名文字图层为"粉色字"。

③ 绿色文字输入并设置：在工具箱中选择"直排文字工具"，创建文字图层，操作同粉色字录入，颜色设置为绿色。录入标题为"三个一标准"，正文为"眼睛距离书本一尺，身体与桌子距离一拳，握笔指尖到笔尖距离一寸。"，重命名文字图层为"绿色字"。

④ 橙色文字输入并变形：在"图层"面板上，选择当前图层为"橙色记事本"，在工具箱中选择"横排文字蒙版工具"，单击鼠标，输入文字"保证每天两小时户外活动"，字体和字号设置同上，单击工具选项栏中的变形按钮，弹出"变形文字"对话框，选择"旗帜"，弯曲 100%，水平扭曲 -20%，垂直扭曲 0%，回车确认。单击工具选项栏中的"提交"按钮，当前图层上自动出现文字选区。

⑤ 文字选区填充：单击菜单"编辑"|"填充"命令，填充文字选区颜色为橙色（单击工具选项栏中的颜色块，弹出"拾色器"对话框，直接吸取橙色记事本的橙色边框）。按【Ctrl+D】组合键取消文字选区。

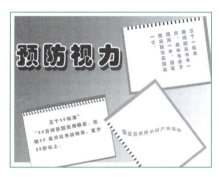

图 6-17　任务 6-6 效果图

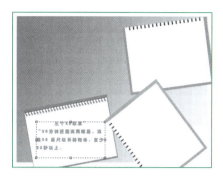

图 6-18　文字输入

6. 标题制作

① 标题"预防视力"输入：工具箱中选择"横排文字工具" T ，创建新的文字图层，设置文字字体"华文琥珀"，字号 90 点，颜色为 RGB(30,120,150)，输入文字"预防视力"。重命名文字图层为"标题"。

② 图层样式添加：在文字图层"标题"上分别添加图层样式"投影"和"描边"，如图 6-19、图 6-20 所示。

7. 文件保存

文件保存为"任务 6-6 结果 .psd"。

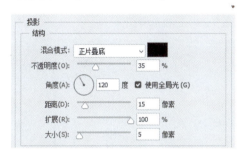

图 6-19　"投影"图层样式

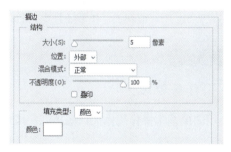

图 6-20　"描边"图层样式

二、扩展任务

扩展任务 6-1　郁金香图片调整

任务要求

① 调整图像拍摄角度，裁切图像保留郁金香。

② 郁金香图像调整。

完成后效果如图 6-21 所示。

操作步骤

1. 素材文件打开并实现图像的裁剪

① 打开素材文件"郁金香 .jpg"。

② 透视裁剪图像：在工具箱中选择"透视裁剪工具" ，绘制矩形裁剪框，框住整个图像，下方的左右控点沿着窗台边往上调整裁剪框，如图 6-22 所示，按【Enter】键确认，形成透视裁剪。

③ 裁切图像：在工具箱中选择"裁剪工具" ，在工具选项栏中预设选择"宽 × 高 × 分辨率"，绘制矩形裁剪框，将郁金香四周多余部分裁切掉。

2. 图像调整

① 降低背景饱和度：单击菜单"图像"|"调整"|"自然饱和度"命令，弹出"自然饱和度"对话框，拖动设置"自然饱和度"为 –100。

② 增加郁金香饱和度：单击菜单"图像"|"调整"|"色相/饱和度"命令，弹出"色相/饱和度"对话框，在左上角颜色范围列表中选择"红色"，"饱和度"设为 70；重新设置左上角颜色范围，选择"黄色"，"色相"设为 20，"饱和度"设为 70。单击"确定"按钮。

3. 文件保存

文件保存为"扩展任务 6-1 结果 .jpg"。

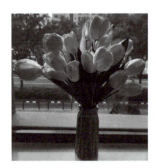

图 6-21　扩展任务 6-1 效果图

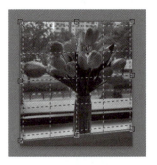

图 6-22　透视裁剪图像

扩展任务 6-2　天坛海报制作

任务要求

使用图层基本操作制作天坛海报。完成后效果如图 6-23 所示。

操作步骤

1. 天空背景裁剪

打开素材文件"天空 .jpg"，选择工具箱中的"裁剪工具"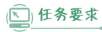，在工具选项栏中设置裁剪尺寸宽为 1 000 像素，高为 800 像素，分辨率为 72 像素/英寸。将图像下方的房屋部分裁掉只留下天空。

2. 背景图层上的白色横竖线创建

① 背景图层转换为普通图层：在"图层"面板上，双击背景图层，弹出"新建图层"对话框，重命名为"图层 0"。此时背景图层转换为普通图层"图层 0"。

② 背景色设置：单击工具箱中的"默认前景色背景色"按钮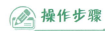，设置背景色为白色。

③ 移动"图层 0"的内容：选择工具箱中的"移动工具"，向右、向下拖动"图层 0"，空白区域自动用透明色填充，如图 6-24 所示。

④ 普通图层转换为背景图层：单击菜单"图层"|"新建"|"图层背景"命令，"图层 0"转换为背景图层，同时原有的透明色，被背景色填充为白色。这样左上角的白色横竖线制作完成。

3. 多条白色横竖线制作

①"背景"图层复制：复制"背景"图层，新图层重命名为"背景 1"，选择工具箱中的"移动工具"，向右下方拖动图层"背景 1"；复制图层"背景 1"，新图层重命名为"背景 2"，向右下方拖动图层"背景 2"。这样图像出现三对白色的横竖线（使用移动工具时，工具选项栏中取消"自动选择"），如图 6-25 所示。

② 图层合并与不透明度设置：合并图层"背景 1"和"背景 2"，重命名为图层"背景 2"，设置图层"背景 2"的不透明度为 50%；复制"背景 2"图层，重命名为"背景 3"，向右下方移动"背景 3"图层内容，修改图层不透明度为 20%。

第 6 章　Photoshop 图像处理

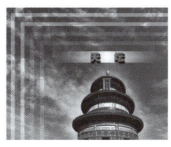

图 6-23　扩展任务 6-2 效果图

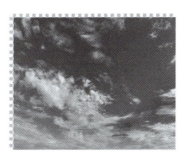

图 6-24　移动图层内容

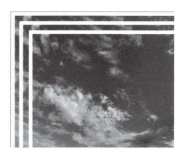

图 6-25　移动图层内容

4. 祈年殿复制到天空文件并实现外发光图层样式

① 图层复制：打开素材文件"祈年殿.psd"，复制图像"祈年殿"至天空图像中，图层重命名为"祈年殿"，调整祈年殿大小及位置。

② 图层样式添加：添加图层样式"外发光"，图层样式设置如图 6-26 所示。

5. 标题制作

① "标题背景"图层创建：新建图层，重命名为"标题背景"，在祈年殿的上方绘制窄的矩形选区。

② 渐变色填充选区：设置前景色为白色，在工具箱中选择"渐变工具" 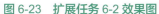，在工具选项栏中，渐变预设选择默认的第 2 个渐变颜色"前景色到透明渐变"，渐变方式选择"菱形渐变"，单击选中"透明区域"，在矩形选区内，从中心向右拖拽一条渐变线，填充选区。按【Ctrl+D】组合键取消选区。

③ 标题制作：在工具箱中选择"横排文字工具"，在工具选项栏中，字形为"华文琥珀"，字号 48 点，颜色为灰色 RGB(150,150,150)，单击标题背景位置的中心，输入文字"天坛"，并添加"投影"图层样式，图层样式设置如图 6-27 所示。

6. 文件保存

文件保存为"扩展任务 6-2 结果.psd"，"图层"面板如图 6-28 所示。

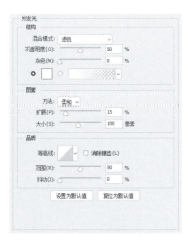

图 6-26　"外发光"图层样式

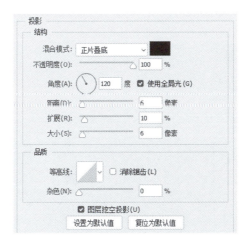

图 6-27　"投影"图层样式

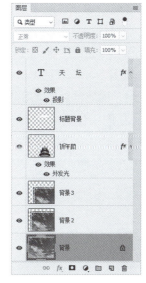

图 6-28　"图层"面板

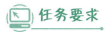 6-3　夜景画框制作

任务要求

调整相框角度，相框内的图片替换为夜景图片。完成后效果如图 6-29 所示。

· 75 ·

操作步骤

1. 调整相框文件的角度

调整相框为矩形：打开素材文件"相框.jpg"，背景图层转换为普通图层，背景图层重命名为"相框"。单击菜单"编辑"|"变换"|"斜切"命令，调整图层"相框"上的相框为矩形，如图6-30所示，按【Enter】键确认。

2. 空相框制作

① 删除相框外的内容：在工具箱中选择"魔棒工具"，在工具选项卡中设置："添加到选区"，"容差"30，单击选中"消除锯齿"选项和"连续"选项。不断单击相框外部分，直至所有相框外部分被选中；单击菜单栏"选择"|"修改"|"扩展"命令，扩展1像素；单击菜单栏"编辑"|"清除"命令或者按【Delete】键清除相框外内容。按【Ctrl+D】组合键取消选区。空相框如图6-31所示。

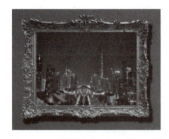

图 6-29 扩展任务 6-3 效果图

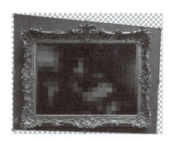

图 6-30 变换图像

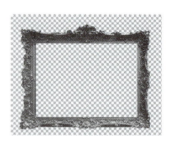

图 6-31 空相框

② 删除相框内的内容：在工具箱中选择"矩形选框工具"，在相框内绘制矩形选框，选择相框内所有内容。按【Delete】键，删除选区内容。按【Ctrl+D】组合键取消选区。空相框制作完成。

3. 调整照片并复制到相框

① 剪切图像：打开素材文件"照片.jpg"，在工具箱中选择"矩形选框工具"，单击菜单"编辑"|"裁剪"命令，裁剪照片中灯光秀部分；复制裁剪后的照片至相框文件中，图层重命名为"照片"。

② 调整图层顺序及照片大小：在文件"相框.jpg"中，调整图层顺序，拖动图层"照片"至图层"相框"下方；在"图层"面板上，选择图层"照片"，单击菜单"编辑"|"自由变换"命令，按【Shift】键，自由调整照片大小，以适应相框。

4. 图层合并与图层样式添加

① 图层合并：选择图层"照片"和"相框"，合并图层，合并后的图层重命名为"夜景"；使用移动工具调整图层"夜景"内容至图像中间。

② 图层样式添加：选择图层"夜景"，添加"投影"样式，图层样式设置如图6-32所示。

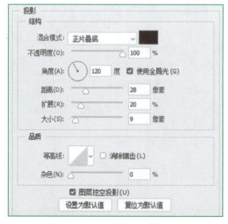

图 6-32 "投影"图层样式

5. 红色背景制作

① 图层新建，重命名为"红色背景"。

② 图层顺序调整：图层面板中拖动图层"红色背景"至最底。

③ 图层填充：选择图层"红色背景"，填充为红色 RGB(150,85,100)。

6. 文件保存

文件保存为"扩展任务 6-3 结果 .psd"。

扩展任务 6-4 制作医院科室指示牌

任务要求

① 新建文件，渐变工具填充背景。

② 使用路径相关工具完成指示箭头设计。

③ 使用文字工具录入文字，添加图层样式。

完成后效果如图 6-33 所示。

操作步骤

1. 制作指示牌背景

① 新建文件，宽度为 300 像素，高度为 350 像素，分辨率为 72 像素/英寸，背景为白色。

② 创建矩形选区，填充颜色：在工具箱中选择"矩形选框工具"▭，绘制矩形选区，四周留窄边。设置前景色为深绿色 RGB(40,180,180)，背景色为黑色。在工具箱中选择"渐变工具"■，渐变预设选择"前景色到背景色渐变"，渐变方式选择"线性渐变"。从上到下绘制渐变线，填充选区，按【Ctrl+D】组合键，取消选区。

2. 文字输入

在工具箱中选择"横排文字工具"T，在工具选项栏中设置字体为"黑体"，字号为"48 点"，颜色为"白色"。在图像上方输入文字"三层科室"。输入完成后，在工具选项栏上单击"提交"按钮✓。

3. 制作指示箭头

① 绘制路径：在工具箱中选择"矩形工具"▭，在工具选项栏中选择"路径"，绘制矩形路径。

② 保存路径：打开"路径"面板，双击"工作路径"，保存路径名为"指示箭头"。

③ 编辑路径：在工具箱中选择"添加锚点工具"✎，在"指示箭头"路径右侧短边的中间添加一个锚点，并向右拖动该锚点，如图 6-34 所示。

④ 转换平滑点：在工具箱中选择"转换点工具"∧，单击添加的锚点，转换曲线为直线，如图 6-35 所示。

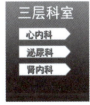
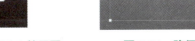
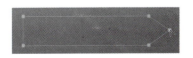

图 6-33　扩展任务 6-4 效果图　　　图 6-34　路径编辑　　　图 6-35　平滑点转换

4. 指示箭头填充颜色和描边

① 填充路径：在"图层"面板上，新建图层，重命名为"指示箭头"，并设为当前图层。在工具箱中设置前景色为白色。在"路径"面板上，选择"指示箭头"路径，单击下方的"前景色填充"按钮●。

② 设置画笔工具：在工具箱中设置前景色为灰色 RGB(150,150,150)，选择工具箱中的"画笔工具"✎设

置笔尖形状为"硬边圆",大小为"2 像素"。

③ 描边路径:在"图层"面板中选择图层"指示箭头",在"路径"面板中单击"用画笔描边路径"按钮 ○,描边路径。

④ 删除路径:在"路径"面板中拖动"指示箭头"路径至"删除"按钮,删除路径。

5. 制作其余指示箭头

① 复制图层:复制图层"指示箭头"两次,拖动 3 个图层均匀分布。

② 对齐图层:在"图层"面板中同时选择创建的 3 个指示箭头的图层,单击菜单"图层"|"对齐"|"左边"命令,左对齐 3 个指示箭头。单击菜单"图层"|"分布"|"垂直"命令,垂直分布 3 个指示箭头。

6. 指示箭头上的文字输入

输入文字:在工具箱中选择"横排文字工具" T,在工具选项栏中,设置字体为"黑体",字号为"30 点",颜色设为 RGB(40,180,180)。在指示箭头上分别输入文字"心内科"、"泌尿科"和"肾内科"。输入完成后,在工具选项栏上单击"提交"按钮 ✓。

7. 文件保存

文件保存为"扩展任务 6-4 结果 .psd"。

扩展任务 6-5 校园海报制作

任务要求

① 使用图层蒙版制作若隐若现图片效果。
② 使用剪贴蒙版制作图片遮盖效果。
③ 使用矢量蒙版制作图片遮盖效果。
④ 使用文字蒙版工具制作文字。

完成后效果如图 6-36 所示。

操作步骤

1. 文件新建并复制素材文件至新建文件

① 新建文件,宽为 1 000 像素,高为 800 像素,背景为浅绿色 RGB(190,210,210),RGB 模式,分辨率为 72 像素 / 英寸。保存文件为"扩展任务 6-5 结果 .psd"。

② 复制素材文件至新建文件中:分别打开素材文件"道路 .jpg"、"银杏树 .jpg"、"教学楼 .jpg"和"图书馆 .jpg",并复制到步骤①新建的文件中,图层分别重命名为"道路"、"银杏树"、"教学楼"和"图书馆"。

③ 图层内容的移动与调整大小:单击菜单"编辑"|"自由变换"命令或按【Ctrl+T】组合键,分别调整步骤②创建的 4 个图层的位置及大小,结果如图 6-37 所示,其中使用"自由变换"命令时按下【Shift】键,拖动鼠标,可任意调整图像大小,无须按照比例调整。

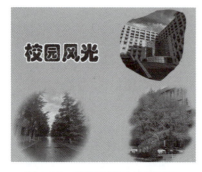

图 6-36　扩展任务 6-5 效果图

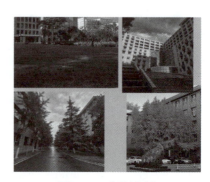

图 6-37　复制素材

2. 图层蒙版添加制作若隐若现效果

① 图层蒙版添加：在"图层"面板上选择图层"道路"，单击下方的"添加图层蒙版"按钮，给图层"道路"添加图层蒙版。

② 设置前景色、背景色：工具箱中的前景色与背景色设为纯黑和纯白，可直接单击工具箱中的"默认前景色和背景色"按钮。

③ 填充工具设置：在工具箱中选择"渐变工具"，在工具选项栏中预设选择默认"前景色至背景色渐变"对话框，再次单击工具选项栏中选中的渐变色带，打开"渐变编辑器"，渐变色带上添加色标，颜色为灰色 RGB(200,200,200)，位置为 25%，如图 6-38 所示，单击"确定"按钮返回，渐变工具选项栏中选择"径向渐变"，单击选中"反向"。

④ 填充图层蒙版：单击"图层"面板上添加的图层蒙版缩览图，从道路的中间向四周绘制渐变线，实现若隐若现效果。

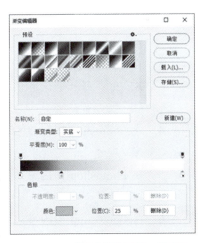

图 6-38 "渐变编辑器"对话框

3. 剪贴蒙版制作遮盖效果

① 新建图层，重命名为"剪贴蒙版"，移至图层"银杏树"的下一层。

② 剪贴蒙版创建：在"图层"面板上右击图层"银杏树"，弹出快捷菜单，选择"创建剪贴蒙版"，或者单击菜单"图层"|"创建剪贴蒙版"命令，系统自动将图层"剪贴蒙版"剪贴图层"银杏树"。

③ 剪贴蒙版绘制：在"图层"面板上选择图层"剪贴蒙版"，在工具箱中选择"画笔工具"，在工具选项栏中设置画笔形状为柔边圆，画笔大小为 50 像素，在图层"剪贴蒙版"上绘制剪贴的内容。

4. 矢量蒙版制作遮盖效果

① 路径新建：在工具箱中选择"自由钢笔工具"，在教学楼图像所在位置绘制一个闭合路径。

② 矢量蒙版添加：在"图层"面板上选择图层"教学楼"，单击菜单"图层"|"矢量蒙版"|"当前路径"命令，创建矢量蒙版实现遮盖效果。

5. 标题制作

① 文字蒙版工具创建文字选区：在"图层"面板上选择图层"图书馆"，在工具箱中选择"横排文字蒙版工具"，字体设为"华文琥珀"，字号设为 100 像素。在图书馆的草地位置单击鼠标输入文字"校园风光"，单击"提交"按钮✓，创建文字选区。

② 选区复制与选区描边：复制选区，得到新图层，重命名为"标题"，隐藏图层"图书馆"。按下【Ctrl】键，单击"图层"面板上的图层"标题"的缩览图，选中所有文字，单击菜单"编辑"|"描边"命令，打开"描边"对话框，设置为居外，白色，描边 5 像素。

6. 文件保存

文件保存为"扩展任务 6-5 结果 .psd"，"图层"面板如图 6-39 所示。

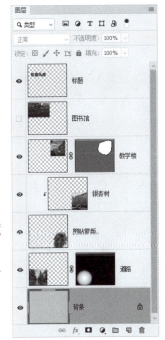

图 6-39 "图层"面板

三、自测题

（一）单选题

1. 在 Photoshop CC 2019 中，关于像素和图像分辨率说法正确的是_____。

   A. 像素数多的图像，图像分辨率一定高　　B. 像素数多的图像更清晰

   C. 图像分辨率高的图像更清晰　　D. 图像分辨率的单位是 dpi

2. 在 Photoshop 2019 中，_____格式文件可以保存图层信息。
   A. docx   B. bmp   C. gif   D. psd
3. 在 Photoshop 2019 中，颜色模式 RGB 模式代表_____。
   A. 红、绿、蓝   B. 红、灰、黑
   C. 红、黄、绿   D. 蓝、黄、橙
4. 在 Photoshop 2019 的位图图像中_____是图像的基本单位。
   A. 英寸   B. 点   C. 像素   D. 毫米
5. 在 Photoshop 2019 中，【Ctrl+Z】组合键的作用是_____。
   A. 重复   B. 撤销   C. 拷贝   D. 删除
6. 在 Photoshop 2019 中，单击菜单_____命令可以打开或关闭面板。
   A. "编辑"   B. "图层"   C. "图像"   D. "窗口"
7. 在 Photoshop 2019 中，当前文件是 ps1.psd，保存时单击选中"存为副本"选项，格式为 JPG，名字为 ps2，则以下说法正确的是_____。
   A. 当前文件是 ps2.jpg   B. 当前文件是 ps1.psd
   C. ps2.jpg 文件被打开   D. ps1.psd 文件被关闭
8. 在 Photoshop 2019 的灰度模式图像中，0 表示_____。
   A. 黑色   B. 白色   C. 灰色   D. 无颜色
9. 在 Photoshop 2019 中，一幅 RGB 模式、深度为 8 比特位的图像，每一个通道最多可以保存_____种颜色分量。
   A. 8   B. 256   C. 512   D. 16
10. 在 Photoshop 2019 中，单击菜单"图像"|"调整"命令，可完成_____操作。
    A. 图像大小调整   B. 图像旋转方向调整
    C. 裁剪图像   D. 图像饱和度调整
11. 在 Photoshop 2019 中，以下命令描述不正确的是_____。
    A. "色阶"命令可以调整图像阴影、中间调和高光
    B. "去色"命令可以调整图像彩色颜色为灰色
    C. "亮度/对比度"命令可以调整图像的亮度和对比度
    D. "曲线"命令可以调整图像的变形程度
12. 在 Photoshop 2019 中，选框工具有矩形选框工具、_____、单行选框工具和单列选框工具。
    A. 椭圆选框工具   B. 圆形选框工具
    C. 多边形选框工具   D. 自定义选框工具
13. 在 Photoshop 2019 中，关于图层操作的描述，正确的是_____。
    A. 新建图层都是白色   B. 图层的位置可调整
    C. 合并后的图层比原图层大   D. 文字层上可以直接绘制图形
14. 在 Photoshop 2019 中，关于魔棒工具的描述正确的是_____。
    A. 魔棒工具可以改变图像大小
    B. 魔棒工具可以变形图像
    C. 魔棒工具只能创建连续选区
    D. 魔棒工具根据颜色信息创建选区
15. 在 Photoshop 2019 中，根据颜色创建选区的工具有_____。
    A. 套索工具   B. 矩形选框工具   C. 磁性套索工具   D. 魔棒工具

16. 在 Photoshop 2019 中，如果把新创建选区添加到已有选区上，则应在工具选项栏中选择按钮_____。
    A.　　　　　　　B.　　　　　　　C.　　　　　　　D.

17. 在 Photoshop 2019 中，按_____组合键可以选中图层上所有像素。
    A.【Ctrl+A】　　B.【Ctrl+C】　　C.【Ctrl+V】　　D.【Ctrl+X】

18. 在 Photoshop 2019 中，矩形选框工具的工具选项栏中，_____设置可以模糊选区边界。
    A. 羽化　　　　　B. 容差　　　　　C. 样式　　　　　D. 高度

19. 在 Photoshop 2019 中，有关魔棒工具描述正确的是_____。
    A. 容差值越大，选择的颜色范围越大
    B. 容差值越小，选择的颜色范围越大
    C. 容差的取值范围是 0~100
    D. 容差值可以取负值

20. 在 Photoshop 2019 中，将选中的选区内容进行顺时针旋转 20°，应使用_____。
    A. 剪切工具
    B. 菜单"编辑"|"变换"|"旋转"命令
    C. 菜单"编辑"|"自由变换"命令
    D. 菜单"图像"|"图像旋转"|"任意角度"命令

21. 在 Photoshop 2019 中，需要同时移动两个图层，首先需要对这两个图层进行_____。
    A. 合并　　　　　B. 拼合　　　　　C. 链接　　　　　D. 复制

22. 在 Photoshop 2019 中，栅格化文字图层是_____。
    A. 删除文字图层
    B. 文字图层上添加光栅线
    C. 文字图层转换为普通图层
    D. 建立文字选区

23. 在 Photoshop 2019 中，普通图层转换为背景图层后，_____。
    A. 图层上的透明色填充为背景色
    B. 图像宽度和长度会改变
    C. 图层上的透明色默认填充为灰色
    D. 在"图层"面板上，图层位置不会挪至所有图层的下面

24. 在 Photoshop 2019 的图层面板中，按_____键可以选择多个不连续的图层。
    A.【Alt】　　　　B.【Shift】　　　C.【Ctrl】　　　　D.【Enter】

25. 在 Photoshop 2019 中，有关当前图层描述正确的是_____。
    A. 当前图层不能是背景图层
    B. 当前图层就是背景图层
    C. 当前图层是在图像编辑窗口中看到的图层
    D. 当前图层是图层面板中选中的图层

26. 在 Photoshop 2019 中，使用画笔工具，按_____键可绘制直线。
    A.【Alt】　　　　B.【Shift】　　　C.【Ctrl】　　　　D.【Enter】

27. 在 Photoshop 2019 中，以下不需要调整笔尖大小的工具是_____。
    A. 画笔　　　　　B. 钢笔　　　　　C. 铅笔　　　　　D. 橡皮

28. 在 Photoshop 2019 中，使用画笔工具在文字图层上绘制图形时，需_____。
    A. 使用画笔工具直接绘制
    B. 改变文字图层混合模式
    C. 复制图层
    D. 栅格化图层

29. 在 Photoshop 2019 中，使用图章工具，使用_____键进行取样。
    A.【Alt】　　　　B.【Shift】　　　C.【Ctrl】　　　　D.【Enter】

30. 在 Photoshop 2019 中，使用修复画笔工具，使用_____键进行取样。
    A.【Alt】 B.【Shift】 C.【Ctrl】 D.【Enter】

31. 在 Photoshop 2019 中，海绵工具改变图像的_____。
    A. 对比度 B. 亮度 C. 饱和度 D. 色相

32. 在 Photoshop 2019 中，橡皮擦工具在擦除背景图层上的内容时，被擦除部分变成_____。
    A. 白色 B. 背景色 C. 透明色 D. 前景色

33. 在 Photoshop 2019 中，图层蒙版上的黑色表示_____。
    A. 隐藏当前图层的内容
    B. 显示当前图层的内容
    C. 当前图层的内容半透明
    D. 删除当前图层上的内容

34. 在 Photoshop 2019 中，矢量蒙版上的形状表示_____。
    A. 隐藏当前图层的内容
    B. 显示当前图层的内容
    C. 当前图层的内容半透明
    D. 删除当前图层上的内容

35. 在 Photoshop 2019 的"路径"面板中，不能执行的操作是_____。
    A. 用前景色填充路径
    B. 路径转换为选区
    C. 编辑路径的形状
    D. 删除路径

（二）多选题

1. 在 Photoshop 2019 中，新建文件需要设置_____。
    A. 宽度 B. 高度 C. 分辨率 D. 背景色

2. 在 Photoshop 2019 中，创建不规则选框的工具有_____。
    A. 椭圆选框工具
    B. 套索工具
    C. 多边形套索工具
    D. 磁性套索工具

3. 在 Photoshop 2019 中，有关图层样式描述正确的是_____。
    A. 图层样式可以隐藏
    B. 图层样式可以复制
    C. 图层样式可以删除
    D. 一个图层只能添加一个图层样式

4. 图层蒙版上_____。
    A. 可使用画笔工具绘制图形
    B. 可绘制彩色
    C. 可使用填充工具进行填充
    D. 可应用滤镜

5. 在 Photoshop 2019 中，剪贴蒙版至少需要_____图层。
    A. 文字图层 B. 剪贴图层 C. 基底图层 D. 背景图层

6. 在 Photoshop 2019 中，减淡工具可以调整_____强度。
    A. 阴影 B. 中间调 C. 高光 D. 颜色

7. 在 Photoshop 2019 中，形状工具可以_____。
    A. 新建形状并填充像素
    B. 新建路径
    C. 新建图层蒙版
    D. 新建形状图层

8. 在 Photoshop 2019 中，可创建文字图层的工具是_____。
    A. 横排文字工具
    B. 竖排文字工具
    C. 横排文字蒙版工具
    D. 竖排文字蒙版工具

9. 在 Photoshop 2019 中，有关背景图层描述不正确的是_____。
    A. 背景图层上的内容可以移动
    B. 背景图层可以设置不透明度
    C. 背景图层可以转换为普通图层
    D. 在背景图层上不能使用画笔绘制线条

10. 在 Photoshop 2019 中，以下_____工具可以去掉图像中的瑕疵点，而且保证图像的完整性。
    A. 仿制图章工具　　　　　　　　　　B. 橡皮擦工具
    C. 套索工具　　　　　　　　　　　　D. 修复画笔工具

（三）判断题

1. Photoshop 2019 中，工作界面不能修改面板布局。（　　）
2. Photoshop 2019 中，"历史记录"面板中不能恢复已撤销的步骤。（　　）
3. Photoshop 2019 中，图像中必须有背景图层。（　　）
4. Photoshop 2019 中，背景图层必须处于所有图层最下方。（　　）
5. Photoshop 2019 中，图层可以被删除，但是不能被隐藏。（　　）
6. Photoshop 2019 中，制作的 gif 格式文件支持透明色。（　　）
7. Photoshop 2019 中，新建文件时，背景颜色只能是白色和黑色。（　　）
8. Photoshop 2019 中，画笔工具使用背景色绘制。（　　）
9. Photoshop 2019 中，选区的形状可以是规则和不规则的。（　　）
10. Photoshop 2019 中，铅笔工具只能绘制细线。（　　）
11. Photoshop 2019 中，图层面板上可以实现链接图层的操作。（　　）
12. Photoshop 2019 中，污点修复工具使用时无须选取取样点。（　　）
13. Photoshop 2019 中，钢笔工具绘制的路径必须是闭合的。（　　）
14. Photoshop 2019 中，可以在不同文件中复制图层。（　　）
15. Photoshop 2019 中，路径和选区可以相互转换。（　　）

（四）简答题

1. Photoshop 2019 中创建选区的工具有哪些？
2. Photoshop 2019 中的蒙版主要有哪几类？
3. 利用所学 Photoshop 2019 处理图像操作，制作如图 6-40 所示的"肺泡与血管的气体交换"示意图。

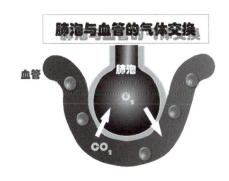

图 6-40　"肺泡与血管的气体交换"示意图

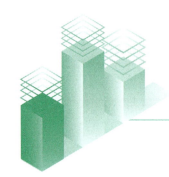
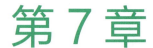

第 7 章
Mimics 医学图像处理

一、基本任务

任务 7-1 DICOM 图像导入与显示效果增强

任务要求

① 增强磁共振影像显示对比度。
② 以伪彩色形式显示图像。
③ 去除图像背景噪声并定位到左侧脑室区域。

素材文件为 Brain_MR 文件夹下的所有图像，完成后效果如图 7-1 所示。

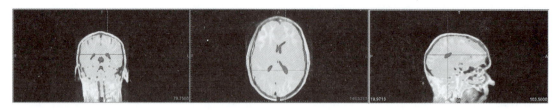

图 7-1　任务 7-1 效果图

操作步骤

1. 导入图片

① 打开新建项目向导：在 Mimics 中单击菜单"File"|"New Project Wizard"打开"New Project Wizard"对话框，浏览选择图片文件夹路径，并设置"Target Folder"为"D:\"。

② 获取 DICOM 信息：单击"Next"按钮，浏览 DICOM 图像信息，了解图像层数、扫描序列、图像大小和图像存储灰度深度。

③ 核对图像解剖方位：单击"Convert"按钮，确认图像方位是否标注正确，单击"OK"按钮完成导入。

2. 图像显示增强

① 调整对比度：在项目管理面板的"Contrast"选项卡中，调整图像窗宽窗位，如图 7-2 所示。
② 彩色化图像：利用菜单"View"|"Image Data Visualization"|"Pseudo Colors"添加"Full Spectrum"伪彩色。

3. 滤波与脑区定位

① 设置滤波器参数：通过菜单"Image"|"Apply Filter"打开"List of Filters"对话框，按照图 7-3 设置滤波。
② 检查滤波效果：单击"OK"按钮，观察滤波后结果。
③ 调整对比度：重新调整窗宽窗位，采用预设的"MRI Scale"。

④ 定位到指定解剖位置：在轴位视图滑动鼠标滚轮翻到第 149 层，单击左侧脑室部分。

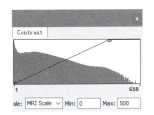

图 7-2 "Contrast" 选项卡

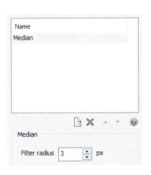

图 7-3 图像滤波参数

 任务 7-2 阈值分割与 3D 预览

 任务要求

① 以灰度值单位显示 CT 图像。
② 掌握髋部软组织、皮质骨及松质骨的灰度变化。
③ 将髋部分离出来，并进行 3D 预览显示。
素材文件为 Hip.mcs，完成后效果如图 7-4 所示。

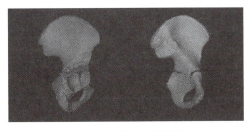

图 7-4 任务 7-2 效果图

操作步骤

1. 改变图像显示单位

① 导入项目文件：在 Mimics 中单击菜单"File"|"Open Project"选择项目文件单击"Open"按钮载入。
② 改变图像显示单位：通过菜单"Edit"|"Preferences"打开"Preferences"对话框，在"General"选项卡中可以找到"Pixel Unit"选项，切换为"Grayvalues"。

2. 阈值分割

① 获取灰度变化曲线：在菜单"Segment"中找到"Draw Profile Line"，并在轴位视图第 38 层的股骨处绘制如图 7-5 所示的 Profile Line。
② 设置"Profile Lines"参数：在"Profile Lines"对话框中单击"Start thresholding"按钮，根据不同组织的灰度变化情况，拖动阈值线到 1279 处，并单击"Thresholding"对话框中的"Apply"按钮完成阈值设置。
③ 重命名蒙版：单击"OK"按钮，完成蒙版建立，进入项目管理面板的"Masks"选项卡，将刚刚建立的"Green"蒙版改名为"Bones"。

3. 优化蒙版范围并预览三维效果

① 3D 可视化预览：在 3D 视图窗宽右侧单击 按钮，打开"Bones"蒙版的 3D 效果预览，如图 7-6 所示。

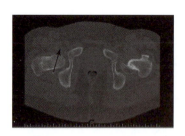
图 7-5　绘制 Profile Line

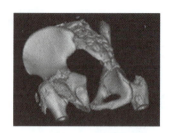
图 7-6　3D 效果预览

② 优化蒙版区域：为了去除三维模型中存在的一些感兴趣区域之外的体素，使用菜单"Segment"|"Region Growing"打开"Region Growing"对话框，并按图 7-7 设置。

③ 获取新的感兴趣区域蒙版：分别在两侧髋骨处单击，产生黄色蒙版。

④ 设置分割蒙版对话框：观察"Yellow"蒙版的 3D 效果预览，利用菜单"Segment"|"Split Mask"打开"Split Mask"对话框，在左右两侧的髋骨内测进行利用鼠标涂抹形成 Region A 和 B，如图 7-8 所示的蓝色和红色区域。

⑤ 完成蒙版分割：单击"OK"按钮，将两侧髋骨独立为两个蒙版。

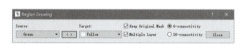

图 7-7　"Region Growing"选项卡

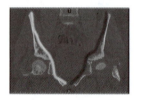
图 7-8　蒙版分割

任务 7-3　脑肿瘤三维重建

① 在肿瘤区域创建蒙版。
② 三维重建。
③ 体渲染可视化。
④ 获得肿块区域三维信息。

素材文件为 Brain Tumor 文件夹下的所有图像，完成后效果如图 7-9 所示。

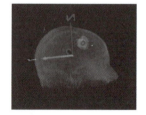
图 7-9　任务 7-3 效果图

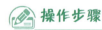

1. 在肿块区域创建蒙版

① 打开新建项目向导：在 Mimics 中单击菜单"File"|"New Project Wizard"打开"New Project Wizard"对话框，浏览选择图片文件夹路径，完成 DICOM 图片导入。

② 打开"3D LiveWire"对话框：利用菜单"Segment"|"3D LiveWire"打开如图 7-10 所示的"3D LiveWire"对话框。

③ 绘制 LiveWire：将轴位设置为自动分割视图，利用 LiveWire 工具在冠状位的第 147、153、156、160 层以及矢状位的 120、123、127、133 层各绘制 4 个肿块轮廓线。此时轴位视图效果如图 7-11 所示。

④ 单击"Segment"按钮执行自动分割，获得肿块区域蒙版。

2. 三维重建及可视化操作

① 生成三维模型：在项目管理面板的"Masks"选项卡，右击"Green"选择"Calculate 3D"按钮，生成肿块三维模型。

② 调整体渲染参数：按照图 7-12 所示，在项目管理面板的"Volume Rendering"选项卡中调整伪彩色和

透明度。

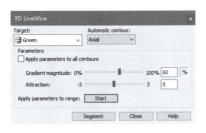

图 7-10　"3D LiveWire" 对话框

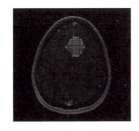

图 7-11　轴位分割结构线

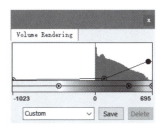

图 7-12　"Volume Rendering" 选项卡

③ 显示体渲染效果：在 3D 视图窗口单击 ⊕ 按钮打开体渲染效果。

3. 三维几何数据获取

① 查看 3D 对象属性：在项目管理面板的 "3D Objects" 选项卡，右击 "Green 1"，弹出快捷菜单，选择 "Properties"。

② 获取三维对象几何信息：记录肿块的三维尺寸、体积、表面积信息。

任务 7–4　股骨骨折拼接

任务要求

① 为骨折后的各个骨片创建独立的蒙版。

② 将骨片拼接起来。

素材文件为 Fracture 文件夹下的 DICOM 图片，完成后效果如图 7–13 所示。

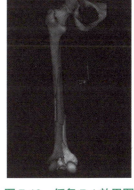

图 7-13　任务 7-4 效果图

操作步骤

1. 蒙版建立与分离

① 打开新建项目向导：在 Mimics 中单击菜单 "File" | "New Project Wizard" 打开 "New Project Wizard" 对话框，浏览选择图片文件夹路径，完成 DICOM 图片导入。

② 调整对比度：在项目管理面板的 "Contrast" 选项卡中选择 "Bone Scale" 窗宽窗位设置。

③ 设置阈值分割参数：使用菜单 "Segment" | "Thresholding" 打开阈值分割对话框，选择 "Bone（CT）" 预设阈值，单击选中 "Fill holes" 和 "Keep largest" 选项。

④ 预览三维模型：单击 3D 视图窗口右侧的 按钮，进行三维重建预览，并利用鼠标定位骨片位置，包括轴位第 268、200、122、87 层。

⑤ 分割蒙版：利用菜单 "Segment" | "Split Mask" 在以上各层进行蒙版分离，获得如图 7-14 所示的 5 部分骨片，并按照从上到下、从右到左的顺序重命名骨片蒙版为编号 1～5。同时在项目管理面板的 "Masks" 选项卡中利用 "Mask Properties" 对骨片蒙版进行颜色更改。

2. 骨片拼合

① 建立三维模型：在项目管理面板中对 5 个骨片进行三维重建。

② 设置全局配置参数：利用菜单 "Align" | "Global Registration" 打开 "Global Registration" 对话框，如图 7-15 设置参数，选中 "2 1" 做为移动部分，选择 "1 1" 做为固定部分，单击 "OK" 按钮进行自动配准。此时会弹出一个提醒对话框，建议对要移动的模型做备份，选择 "是（Y）" 即可。

③ 手动调整模型三维位姿：自动配准结果可能略有不准确的地方，通过项目管理面板的 "3D Objects" 选项卡中空间坐标移动 和旋转 按钮稍加调整即可。

④ 拼接 3 号骨片：重复②～③步骤，完成 3 号股骨片的拼接。

⑤ 设置点配置参数：对于4号骨片需要使用菜单"Align"|"Point Registration"进行点配置，在4号骨片与"3 1-movable"骨片模型的边缘位置建立不少于3对定位点。

⑥ 拼接5号骨片：同样对于5号骨片与"4 1"进行拼接操作，并调整。

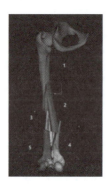

图7-14 单独骨片蒙版建立

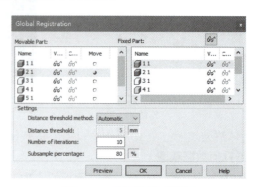

图7-15 全局配准对话框

任务 7-5　CT-MR 图像融合

任务要求

① 将图像保存为项目文件".mcs"。
② 图像对比度调整。
③ 不同模态数据配准与融合。

素材文件为 Brain Tumor 和 Brain_MR 文件夹下的 DICOM 文件，完成后效果如图7-16所示。

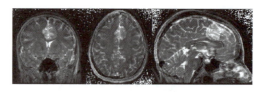

图7-16　任务7-5效果图

操作步骤

1. 载入图像并保存为项目文件

① 打开新建项目向导：在 Mimics 中单击菜单"File"|"New Project Wizard"打开"New Project Wizard"对话框，浏览选择图片文件夹路径，导入 Brain_MR 图像数据。

② 将断层图片保存为 Mimics 项目：利用菜单"File"|"Save Project As"将其保存为"brain_mr.mcs"。

③ 打开新建项目向导：再次使用菜单"File"|"New Project Wizard"打开"New Project Wizard"对话框载入 Brain Tumor 图像。

④ 调整对比度：在项目管理面板的"Contrast"选项卡中设置 Min=7，Max=262。

2. 图像配准与融合

① 进行图像配准：单击菜单"Image"|"Image Registration"打开"Image Registration"对话框。

② 导入配准图像：单击对话框右上角 按钮导入第2组数据"brain_mr.mcs"。

③ 选则定位点：单击对话框左侧的"Add"按钮，当鼠标光标变成笔的形状时，在左右两侧图像的对应位置，单击确定定位点对。

④ 选则定位点：重复步骤③，在脑室部分建立4对配对点，如图7-17所示。

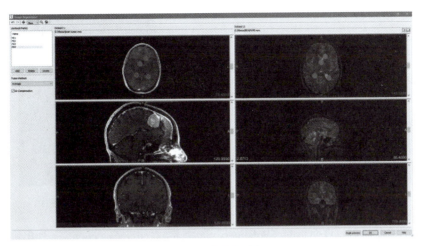

图 7-17　定位点选择

⑤ 选择图像融合方式：更改"Fusion Method"为"Average"。

⑥ 完成图像配准：单击右下角"OK"按钮，进行图像配准与融合。此时会弹出提示信息，由于配准会造成图像变换，是否需要提取保存文件，这里选择"否（N）"即可。

⑦ 调整对比度：再次调整图像窗宽窗位，Min=−487，Max=−263，并将右侧控制点在纵轴方向调整到最大。

任务 7-6　上呼吸道阻塞分析

任务要求

① 重建上气道模型。
② 将模型指定为白色。
③ 测量图像中腭咽、舌咽、喉咽段组成的上气道容积。
④ 测量关键解剖位置截面信息。

素材文件为 Airway 文件夹下的所有 DICOM 图片，完成后效果如图 7-18 所示。

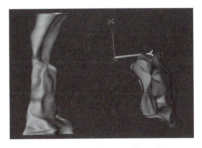

图 7-18　任务 7-6 效果图

操作步骤

1. 建立呼吸道蒙版

① 打开新建项目向导：利用菜单"New Project Wizard"工具导入 DICOM 图像。

② 设置阈值分割参数：通过菜单"Segment"|"Thresholding"打开阈值分割对话框，设置 Min=−1024，Max=−456。

③ 分割蒙版：利用菜单"Segment"|"Split Mask"在矢状位视图断层图像中，将上呼吸道区域从大蒙版中分离出来，结果如图 7-19 所示。

2. 三维重建

① 建立三维模型：在项目管理面板的"Masks"选项卡中，右击分离出来的蒙版"Green_Region A"，弹出快捷菜单，选择"Calculate 3D"进行重建。

② 计算轮廓线：此时重建模型是一个实心结构，而气道是空心的，因此需要使用菜单"Segment"|"Polylines"|"Calculate Polylines"对蒙版"Green_Region A"计算轮廓线集"Set 1"。

③ 执行轮廓线生长：使用菜单"Analyze"|"Polylines Growing"对"Set 1"进行生长操作，利用鼠标左键在轴位视图框选，保留气道会厌上方部分得到"Selection 2"，如图 7-20 所示紫色为生长结果。

图 7-19 蒙版分离操作

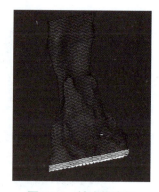

图 7-20 轮廓线生长

④ 拟合三维模型：在项目管理面板的"Polylines"选项卡，右击"Selection 2"弹出快捷菜单，执行"Fit Surface"命令，拟合出上气道的空心三维表面模型。

⑤ 生成蒙版：再次右击"Selection 2"弹出快捷菜单，执行"Cavity fill from polylines"命令，由轮廓线生成新的蒙版"Fuchsia"。

3. 可视化调整与测量

① 改变模型颜色：在项目管理面板的"Analysis Objects"选项卡中，利用鼠标右键单击重建表面模型"Surface 1"并选择"Properties"从中改变模型颜色为白色。

② 建立三维模型：在项目管理面板的"Masks"选项卡中对蒙版"Fuchsia"进行三维重建。

③ 查看三维模型属性：在项目管理面板的"3D Object"选项卡中，利用右键快捷菜单打开"Fuchsia 2"模型的"Properties"对话框，查看容积"Volume"数值。

④ 拟合三维模型：在项目管理面板的"Polylines"选项卡中右击"Selection 2"弹出快捷菜单，执行"Fit Surface"命令，拟合出上气道表面的空心三维结果。

⑤ 测量模型结构信息：在轴位视图的 45 层软腭及 6 层会厌位置，使用菜单"Measure"|"Area"命令在蒙版轮廓绘制套索边缘，获得测量结果，如图 7-21 与图 7-22 所示。

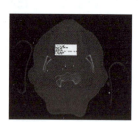

图 7-21 软腭区域测量

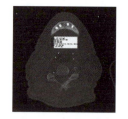

图 7-22 会厌区域测量

二、扩展任务

扩展任务 7-1 基于"Pulmonary"工具栏的气管与肺部三维重建

任务要求

① 重建支气管结构。
② 重建肺与肺叶。

素材文件为 Chest 文件夹下的所有图片，完成后效果如图 7-23 所示。

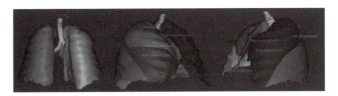

图 7-23　扩展任务 7-1 效果图

操作步骤

1. 重建支气管结构

① 打开新建项目向导：利用"New Project Wizard"工具导入 DICOM 图像。

② 调整对比度：在项目管理面板的"Contrast"选项卡调整窗宽 Min=-480，Max=176。

③ 设置气道分割参数：利用菜单"Segment"|"Pulmonary"|"Segment Airway"打开"Segment Airway"对话框，使用默认参数，单击"Start"按钮。当鼠标指针变成笔的形状时，在远心端气道和近心端气道分别单击一次鼠标来取得定位点，如图 7-24 所示。

④ 删除误分割区域：随后程序自动进行气道分割，并将结果显示在 3D 视窗中。可以旋转查看，并且使用鼠标右键单击删除误分割区域，也可以使用"Edit Masks"工具来修改支气管的蒙版。

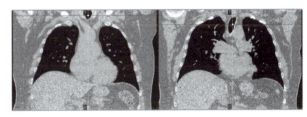

⑤ 生成三维模型：确认无误后单击"Calculate 3D"按钮，生成三维模型，如图 7-25 所示。

图 7-24　定位点选择

2. 建立中心线

① 生成中心线：单击"Segment"工具栏的按钮进行支气管结构的中心线自动标记，并得到相应分支标签，如图 7-26 所示。如确认无误，可以单击"Apply"按钮，否则需要进行手工修改。

② 建立三维模型：使用菜单"Segment"|"Pulmonary"|"Segment Lung & Lobes"进行肺部及肺叶的三维重建。

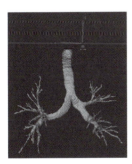

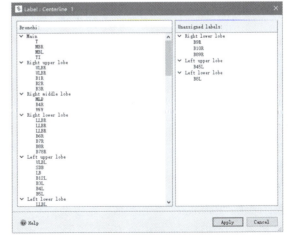

图 7-25　三维重建的支气管结构　　　　　图 7-26　支气管生理结构标记

扩展任务 7-2　基于局部阈值方法的肱骨三维重建

任务要求

① 重建肱骨及肱骨头三维结构。

② 导出 STL 模型。

素材文件为 Shoulder.mcs，完成后效果如图 7-27 所示。

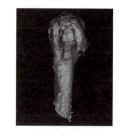

图 7-27　扩展任务 7-2 效果图

操作步骤

1. 生成骨骼区域蒙版

① 导入项目文件：在 Mimics 中单击菜单"File"|"Open Project"选择项目文件单击"Open"按钮载入。

② 调整对比度：在项目管理面板的"Contrast"选项卡调整窗宽 Min=430，Max=967。

③ 使用阈值分割：使用菜单"Segment"|"Thresholding"打开阈值分割对话框，设置阈值范围为 Min=430，Max=967，单击"Apply"按钮获得蒙版"Green"。

④ 设置局部阈值分割：在项目管理面板中右击"Green"蒙版，并从快捷菜单中选择"Local Thresholding"打开"Local Thresholding"对话框，调整"Main"区域的 CT 阈值滑块到 226 HU。单击"Set Global Threshold"按钮，如图 7-28 所示。

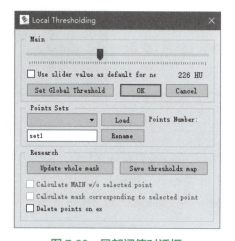

图 7-28　局部阈值对话框

⑤ 生成蒙版：单击"Update whole mask"按钮，随后单击"OK"按钮完成蒙版建立。

2. 编辑蒙版区域

① 蒙版分离：使用菜单"Segment"|"Split Mask"将肱骨区域从当前蒙版中分离出来。

② 编辑蒙版：在项目管理面板中选中肱骨蒙版，单击 3D 视图窗口右侧的 按钮预览三维模型。使用菜单"Segment"|"Edit Masks"打开蒙版编辑对话框，利用套索工具直接在 3D 视图中擦除多余模型区域。

3. 保存模型

① 生成三维模型：在项目管理面板中右击编辑后的蒙版，在弹出的快捷菜单中选择"Calculate 3D"，保持默认参数，单击"Calculate"按钮生成三维模型。

② 优化模型：在项目管理面板的 3D Objects 标签中右击模型，从弹出的快捷菜单中选择"Smoothing"，并使用默认参数对模型进行光滑处理。

③ 改变模型颜色：重复上面的操作，在弹出的快捷菜单中选择"Properties"打开"3D Properties"对话框，设置模型颜色为绿色。

④ 导出模型：使用菜单"File"|"Export"|"Binary STL"打开"STL+－Mask/3D/CAD and nerve/FEA mesh selection"对话框，从 3D 标签中选择平滑后的模型，单击"Add"按钮，设定输出路径，最后单击"Finish"按钮。

三、自测题

（一）单选题

1. 在 Mimics 19.0 中，可导入的图像格式不包括_____。
   A. dcm
   B. bmp
   C. psd
   D. tiff

2. Mimics 19.0 项目文件的扩展名是_____。
   A. dcm
   B. mimi
   C. mcs
   D. mics

3. 在 Mimics 19.0 的主菜单栏中不包括_____。
   A. Align
   B. Measure
   C. Segment
   D. Import

4. Mimics 19.0 默认的浏览视图布局不包括_____。
   A. 轴位
   B. 矢状位
   C. 冠状位
   D. 2D 视图

5. Mimics 19.0 用来快速切换某一视图为全屏显示的快捷键是_____。
   A. 鼠标右键
   B. 下按鼠标滚轮
   C. 空格键
   D. 回车键

6. Mimics 19.0 中 "Measure" | "Profile line" 命令的作用是_____。
   A. 获取轮廓线
   B. 绘制蒙版
   C. 获取中心线
   D. 获取像素灰度值曲线图

7. 体渲染时，"Volume Rendering" 选项卡中直方图的纵轴表示_____。
   A. 透明度
   B. CT 值
   C. 灰度值
   D. 伪彩色

8. Mimics 19.0 中分割结果保存的形式是_____。
   A. 灰度蒙版
   B. 二值蒙版
   C. 灰度图
   D. RGB 蒙版

9. 这 Mimics 19.0 中进行区域增长时，可以选用的邻接范围有_____。
   A. 4-connectivity
   B. 8-connectivity
   C. 12-connectivity
   D. 26-connectivity

10. Mimics 19.0 提供的分割工具包括_____。
    A. 阈值分割
    B. 动态区域增长
    C. Live Wire
    D. 以上都是

11. Mimics 19.0 中提供的形态学图像处理方法包括_____。
    A. 扭曲
    B. 腐蚀
    C. 斜切
    D. 透视

12. Mimics 19.0 中蒙版的布尔操作不包括_____。
    A. 异或
    B. 减
    C. 交
    D. 并

13. 在 Mimics 19.0 中轮廓线 Polyline 可以拟合_____。
    A. 球体
    B. 点
    C. 圆柱
    D. 以上均可以

14. 刚体变换是指_____。
    A. 仅改变三维模型形状
    B. 仅改变三维物体大小
    C. 仅改变三维模型位置和方向
    D. 以上均对

15. Mimcs 19.0 中提供的图像融合方法包括_____。
    A. Add
    B. Min
    C. Max
    D. 以上均是

16. Mimcs 19.0 中未直接提供的测量工具是_____。
    A. 测量三点间距离
    B. 测量角度
    C. 测量矩形区域灰度
    D. 测量椭圆区域灰度

17. Mimcs 19.0 中建立蒙版后不能进行的操作是_____。
    A. Crop Mask　　　B. Split Mask　　　C. Inverse Mask　　　D. Edit Mask
18. 蒙版编辑工具中可以选择的笔尖工具形状不包括_____。
    A. 圆形　　　B. 方形　　　C. 套索　　　D. 三角面片
19. Mimics 19.0 中蒙版区域发生变化后，要更新轮廓线 Polyline，可以使用的功能是_____。
    A. Update Polylines　　　B. Edit Polylines
    C. Renew Polylines　　　D. Modify Polylines
20. 三维空间中，对物体刚体变换时旋转矩阵的大小是_____。
    A. 3×3　　　B. 2×2　　　C. 4×4　　　D. 1×1

（二）多选题

1. Mimics 19.0 提供的配准方法包括_____。
    A. 点配准　　　B. 整体配准　　　C. STL 配准　　　D. 图像配准
2. 在 Mimics 19.0 中，导入 BMP 图像序列时可以调整的参数包括_____。
    A. 图像顺序　　　B. 扫描分辨率　　　C. 图像重采样　　　D. 方位
3. 对三维模型进行空间变换时，旋转操作中"Rotate along"指定的旋转轴包括_____。
    A. 系统坐标轴　　　B. 惯性轴　　　C. 平行轴　　　D. 自定义轴
4. Mimics19.0 的工作界面中包括_____。
    A. 菜单栏　　　B. 工具栏　　　C. 项目管理面板　　　D. 标题栏
5. 关于 Mimics 的 Live Wire 工具在建立蒙版过程中的描述，正确的是_____。
    A. 类似于磁性套索工具可以自动吸附到目标边缘
    B. 可以利用"Target"参数将目标蒙版保存为新蒙版
    C. 如果想在轴位建立蒙版，则需要在另外两个正交视图中进行工具选择操作
    D. 可以设置参数"Tolerance"调整工具自动吸附的强度
6. Mimics 的应用场景包括_____。
    A. 手术规划模拟
    B. 医学影像分割
    C. 医学影像显示增强
    D. 关节三维重建
7. 一个体素周围可以有_____。
    A. 6-邻域　　　B. 18-邻域　　　C. 26-邻域　　　D. 32-邻域
8. 关于阈值分割的描述，以下正确的是_____。
    A. 分割目标内部相邻像素间的灰度值是相似的
    B. 分割目标与背景的像素值有较大差异
    C. 阈值分割对图像噪声比较敏感
    D. 阈值分割可以很好的分开 CT 图像中的骨骼和肌肉
9. Mimics 19.0 提供的滤波器有_____。
    A. Discrete Gaussian
    B. Mean
    C. Median
    D. FFT Filter
10. Mimics 19.0 进行三维重建时，可以通过调整重建参数优化重建结果，包括_____。
    A. 重建质量参数　　　B. 插值方法　　　C. 三角面片约简　　　D. 三角面片变形

（三）判断题

1. 在 Mimics 19.0 中建立的蒙版可以保存为 DICOM 格式文件。　　　　　　　　　　（　　）

2. 在 Mimics 19.0 中重建的三维模型可以保存为 STL 格式文件。（　　）
3. 可以对 Mimics 19.0 中的三维模型进行光滑优化，但不可以对蒙版进行光滑处理。（　　）
4. 可以同时针对多个连续断层统一进行蒙版编辑。（　　）
5. 蒙版的颜色由系统自动生成，不可以更改。（　　）
6. Mimics 19.0 中提供了 6 种图像滤波器，每次进行滤波处理操作只能使用其中一种。（　　）
7. Mimics 19.0 可以对影像数据进行重切片处理，将弯曲的血管拉直显示。（　　）
8. 在 Mimics 19.0 中，可以不计算生成三维模型，直接在蒙版上预览 3D 效果。（　　）
9. Mimics 19.0 中使用 Wrap 功能优化模型产生的封闭曲面称为壳。（　　）
10. 在 Mimics 19.0 的 3D 视图中利用鼠标滚轮滑动会改变模型的实际大小。（　　）

（四）简答题

1. 在 Mimics 19.0 中分割图像，需先建立蒙版，请描述蒙版的特性。
2. 简述 Binomial blur 滤波器的工作原理、针对的噪声类型以及 Mimics 19.0 提供的主要控制参数。
3. 哪些要素会影响医学图像分割精度？

第 8 章 Python 语言程序设计基础

一、基本任务

任务 8-1 空腹血糖是否正常的判断

任务要求

根据用户输入的空腹血糖值,判断并显示空腹血糖是否正常。

> 注意:
> 空腹的时候血糖正常值在 3.9~6.1 mol/L。

程序设计

```
1.  while True:
2.      fbg=input('请输入您的空腹血糖(单位:mol/L):')   #输入血糖值
3.      if fbg=='quit':    #添加退出的方式
4.          break
5.      fbg=float(fbg)     #input输入的数据类型是string,所以用float对数据进行转换
6.      #判断血糖值
7.      if 3.9<fbg<6.1:
8.          print('您的血糖正常')
9.      elif fbg<3.9:
10.         print('您的血糖低于正常值')
11.     else:
12.         print('您的血糖高于正常值')
```

任务 8-2 尿酸异常人数的判断

任务要求

在生活中,高尿酸的问题严重影响人们的健康生活,若不加以调控,会进一步加重肾脏的负担,对身体健康极为不利。2021 年公布的标准中,男性的尿酸正常标准是每升 237.9 ~ 356.9 mol,女性的尿酸正常标准是每升 178.4 ~ 297.4 mol,男性尿酸超过 420 mol,女性尿酸超过 360 mol 属于高尿酸人群。

对于收集到的一组 10 人的尿酸值,前 5 人为女性,后 5 人为男性,通过循环语句判断该组中不同性别有多少人属于高尿酸。10 人的尿酸值如下:

280.0,270.2,120.5,135.7,255.3

435.3，469.0，258.9，245.7，268.0

请设计程序判断上述人群尿酸是否异常。

程序设计

```
1.  ua=[280.0,270.2,120.5,135.7,255.3,435.3,469.0,258.9,245.7,268.0]
                          #采集到的病人尿酸值
2.  female_hua=0          #记录女性高尿酸人数（hua为Hyperuricemia高尿酸血症的简称）
3.  male_hua=0            #记录男性高尿酸人数
4.
5.  for female in ua[:5]: #遍历女性病人的尿酸值
6.      if female>360:
7.          female_hua+=1 #计算女性高尿酸人数
8.  for male in ua[5:]:   #遍历男性病人的尿酸值
9.      if male>420:
10.         male_hua+=1   #计算男性高尿酸人数
11.
12. print(f"该组中男性高尿酸人数为:{male_hua} \n该组中女性高尿酸人数为:{female_hua}")
                          #输出最终的结果
```

任务 8-3 康奈尔医学指数排序

任务要求

现有一组康奈尔医学指数（Cornell Medical Index，CMI）数据 [20,44,56,36,43,86,75,90,92,76]，通过冒泡排序对其进行处理，以辅助医生对可能患病的人进行筛选。

康奈尔医学指数自评式健康问卷常用于流行病学调查，作为临床检查的辅助手段。可在短时间内收集到大量有关医学及心理学的资料，起到标准化的健康检查作用。

冒泡排序（Bubble Sort）是一种简单直观的排序算法。该算法重复地走访要排序的数列，一次比较两个元素，如果顺序错误就交换元素位置。该流程重复进行，直到没有元素需要交换，也就是说该数列已经完成排序。算法名字的由来是因为越小（或越大）的元素会经过多次交换过程慢慢"浮"到数列的顶端。

程序设计

```
1.  #康奈尔医学指数排序
2.  cmi=[20,44,56,36,43,86,75,90,92,76]   #部分人康奈尔指数
3.  #冒泡算法函数
4.  def bubble(data):
5.      for i in range(len(data)-1):              #外循环控制无序数列长度
6.          for j in range(len(data)-1-i):        #内循环用来找出无序数列的最大值
7.              if data[j]>data[j+1]:
8.                  data[j], data[j+1]=data[j+1], data[j]   #大小交换顺序
9.      return data
10.
11. cmi_sort=bubble(cmi)      #调用函数排序
12. print(cmi_sort)           #输出结果
```

任务 8-4 核酸检测结果查询

任务要求

核酸检测已经是当前最有效的新冠病毒检测方式。现有一公司人员名单,通过 while 循环遍历并与集体检测后的名单进行对比,查询每一个人的结果。

程序设计

```
1.  #核酸结果查询
2.  unconfirmed_users=['张三','刘敏','周文','王天','李一']  #待查询名单
3.  nna_users=['张强','周文','李丽']                        #医院检测阴性名单
4.  pna_users=['宁天','赵江']                               #医院检测阳性名单
5.
6.  while unconfirmed_users:                                #验证名单所有人
7.      current_user=unconfirmed_users.pop()                #从待查询名单中依次弹出查询的人
8.
9.      if current_user in nna_users:                       #判断是否是阴性
10.         print(f"{current_user}的核酸结果是阴性")
11.     elif current_user in pna_users:                     #判断是否是阳性
12.         print(f"{current_user}的核酸结果是阳性")
13.     else:                                               #判断是否未检测
14.         print(f"{current_user}未进行核酸检测")
```

任务 8-5 网站登录系统设计

任务要求

编程实现一个网站登录系统,3 次错误则锁定账号,今日不可再登录。

程序设计

```
1.  #网站登录
2.  username="admin"                                        #注册时的用户名
3.  password="abc123"                                       #注册时的密码
4.  count=0
5.
6.  while count<3:                                          #整体循环用来控制可以输入的次数
7.      login_username=input("请输入用户名:")              #提示用户输入
8.      login_password=input("请输入您的密码:")
9.      if login_username==username and login_password==password:   #用户名及密码正确
10.         print("欢迎您登录: %s" %login_username)
11.         break
12.     elif login_username !=username or login_password!=password:
13.         print ("第%s次登录失败,请重新登录! %(count + 1))          count+=1
14.     if count==3 :
15.         print ("您今日已经输入错误3次,账号被锁定")
16.         break
```

二、扩展任务

扩展任务 8-1 猴子分香蕉问题的求解

任务要求

有一堆香蕉,5只猴子来分。第1只猴子把这堆香蕉平均分为5份,多了1根,这只猴子把多的1根扔了,拿走了其中1份。第2只猴子把剩下的香蕉又平均分成5份,又多了1根,它同样扔了最后1根,拿走1份,剩下的猴子都是如此操作,问原来最少有多少根香蕉?

提示: 该问题可以从后往前进行推导。请利用选择结构和循环结构实现程序设计。

程序设计

```
1. i=0                  #扔香蕉的次数
2. j=1
3. xiangjiao=0          #香蕉的个数
4. while(i<5):
5.     xiangjiao=4*j
6.     for i in range(0,5):
7.         if(xiangjiao %4!=0):
8.             break
9.         else:
10.            i+=1
11.            xiangjiao=(xiangjiao/4)*5+1
12.    j+=1
13. print(xiangjiao)
```

扩展任务 8-2 [100,200]中素数的输出

任务要求

利用函数实现素数判断,并对[100,200]之间的整数进行素数判断后连续输出。

程序设计

```
1. #判断一个数是否为素数的函数
2. def isPrime1(n):
3.     for i in range(2,n):      #对2到n取余
4.         if n%i==0:
5.             return False
6.         else:
7.             return True
8. 
9. strPrime=""
10. for j in range(100,201):
11.     if isPrime1(j):
12.         strPrime=strPrime+str(j)+" "
13. print('[100,200]中的素数为:',strPrime)
```

三、自测题

（一）单选题

1. 关于Python语言的特点，以下选项中描述不正确的是_____。
   A. Python语言是非开源语言　　　　　　　B. Python语言是跨平台语言
   C. Python语言是多模型语言　　　　　　　D. Python语言是脚本语言

2. 以下对Python程序设计风格的描述，不正确的是_____。
   A. Python中允许把多条语句写在同一行
   B. Python语句中，增加缩进表示语句块的开始，减少缩进表示语句块的结束
   C. Python可以将一条长语句分成多行显示，使用"\"
   D. Python中标识符可以以数字开头

3. Python脚本文件的扩展名为_____。
   A. .python　　　　　B. .py　　　　　C. .pt　　　　　D. .pg

4. 下面_____不是有效的变量名
   A. abc　　　　　B. baba　　　　　C. Number　　　　　D. my-value

5. 以下表达式，正确定义了一个集合数据对象的是_____。
   A. x = { 200, 'f lg', 20.3}　　　　　　　B. x = (200, 'f lg', 20.3)
   C. x = [200, 'f lg', 20.3]　　　　　　　D. x = {'f lg' : 20.3}

6. 下面代码的输出结果是_____。
   ```
   x = 0x0101
   print(x)
   ```
   A. 101　　　　　B. 257　　　　　C. 65　　　　　D. 5

7. 字典 d={'Name': 'Kate', 'No': '1001', 'Age': '20'}，表达式 len(d) 的值为_____。
   A. 12　　　　　B. 9　　　　　C. 6　　　　　D. 3

8. 计算机中信息处理和信息储存用_____。
   A. 二进制代码　　　B. 十进制代码　　　C. 十六进制代码　　　D. ASCII 代码

9. 定义 x=2.6，表达式 int(x) 的结果是_____。
   A. 3　　　　　B. 2.6　　　　　C. 2.0　　　　　D. 2

10. 以下程序的输出结果是_____。
    ```
    for i in reversed(range(10, 0, -2)):
    print(i,end=" ")
    ```
    A. 0 2 4 6 8 10　　　B. 1 2 3 4 5 6 7 8 9 10　　　C. 9 8 7 6 5 4 3 2 1 0　　　D. 2 4 6 8 10

11. 以下程序的输出结果是_____。
    ```
    for i in "the number changes":
        if i=='n':
            break
        else:
            print( i, end="")
    ```
    A. the umber chages　　B. thenumberchanges　　C. theumberchages　　D. the

12. 以下关于 Python 函数使用的描述，不正确的是_____。
    A. Python 程序里一定要有一个主函数
    B. 函数被调用后才能执行
    C. 函数执行结束后，程序执行流程会自动返回到函数被调用的语句之后
    D. 函数定义是使用函数的第一步
13. 以下关于函数参数和返回值的描述，不正确的是_____。
    A. Python 函数调用时，将形式参数传递给实际参数
    B. 在函数定义时，函数名后面括号中的参数为形式参数
    C. 多个参数间用逗号分隔
    D. print() 函数和 input() 函数，为 Python 语言提供的标准函数
14. Python 中，使用_____关键字来创建自定义函数。
    A. function   B. def   C. procedure   D. fun
15. Python 语言语句块的标记是_____。
    A. 分号   B. 逗号   C. 缩进   D. /
16. 以下表达式，正确定义了一个集合数据对象的是_____。
    A. x = { 200, 'f lg', 20.3}   B. x = (200, 'f lg', 20.3)
    C. x = [200, 'f lg', 20.3]   D. x = {'f lg' : 20.3}
17. 以下选项中不符合 Python 语言变量命名规则的是_____。
    A. I   B. 3 1   C. AI   D. TempStr
18. 以下选项中符合 Python 语言变量命名规则的是_____。
    A. *I   B. 3 1   C. AI!   D. ABC
19. 字典中，多个元素之间使用_____分隔开，每个元素的"键"与"值"之间使用_____分隔开。
    A. 逗号，冒号   B. 冒号，逗号 C. 分号，冒号   D. 逗号，分号
20. IDLE 交互模式中，浏览上一条语句的快捷键是_____。
    A. 【Alt+N】   B. 【Alt+P】   C. 【F3】   D. 【Alt+3】

（二）多选题

1. Python 支持的数据类型有_____。
   A. char   B. int   C. float   D. list
2. 在 Python 中，关于字符串下列说法正确的是_____。
   A. 字符应该视为长度为 1 的字符串
   B. 字符串为可变数据
   C. 既可以用单引号，也可以用双引号创建字符串
   D. 在字符串中，单引号可以包含双引号
3. 以下是 Python 中的关键字的有_____。
   A. raise   B. with   C. import   D. False
4. 关于 Python 程序格式框架的描述，以下选项中正确的是_____。
   A. Python 语言的缩进可以采用【Tab】键实现
   B. Python 单层缩进代码属于之前最邻近的一行非缩进代码，多层缩进代码根据缩进关系决定所属范围

C. 使用空格时，通常采用 4 个空格作为一个缩进量

D. Python 语言不采用严格的"缩进"来表明程序的格式框架

5. 关于 Python 语言的注释，以下选项中描述正确的是_____。

   A. Python 语言的单行注释以 # 开头

   B. Python 语言的单行注释以单引号 ' 开头

   C. Python 语言的多行注释包含在一对三引号（'''...'''）或（"""..."""）之间

   D. Python 语言常用的有两种注释方式：单行注释和多行注释

6. 在 Python 中，关于列表，以下说法正确的是_____。

   A. 列表用于表示一组有序的元素

   B. 列表 list 中，list[1] 代表访问第 1 个元素

   C. 列表和元组都是可变序列

   D. 列表访问时，若索引为负，则表示从倒数的位置开始访问

7. 关于运算符，以下说法正确的是_____。

   A. x+=y 的展开形式为 x=x+y   B. 比较运算的结果是布尔型

   C. 逻辑运算的结果是布尔型   D. 位运算中，负数采用补码表示

8. 在 Python 中，关于数据类型，以下说法正确的是_____。

   A. 列表对象的 append() 方法属于原地操作，用于在列表尾部追加一个元素

   B. 集合用来表示一组无序、不重复的元素

   C. 字典为可变数据

   D. 集合使用大括号 {} 来包含元素

9. 以下关于循环结构的描述，不正确的是_____。

   A. continue 语句的作用是结束整个循环的执行

   B. 只能在循环体内使用 break 语句

   C. 在循环体内使用 break 语句或 continue 语句的作用相同

   D. 从多层循环嵌套中退出时，只能使用 goto 语句

10. 关于函数，以下说法正确的是_____。

    A. 函数代码块以 def 关键词开头，后接函数标识符名称和圆括号 ()。

    B. 使用 lambda 表达式创建匿名函数

    C. 若函数无返回值，可以省略 return

    D. 函数内容以冒号起始，并且缩进

（三）判断题

1. 在 Python 中，可以使用 if 作为变量名。   （   ）
2. 已知 x=3，那么赋值语句 x='abcdefg' 是无法正常执行的。   （   ）
3. Python 变量名必须以字母或下画线开头，并且区分字母大小写。   （   ）
4. Python 中使用缩进来体现代码之间的逻辑关系。   （   ）
5. 每一个 if 条件表达式后都要使用冒号。   （   ）
6. 在循环中，continue 语句的作用是跳出整个循环。   （   ）
7. 列表可以作为字典的"键"。   （   ）
8. 元组可以作为字典的"键"。   （   ）

9. 定义函数时，即使该函数不需要接收任何参数，也必须保留一对空的圆括号来表示这是一个函数。
（ ）
10. 定义 Python 函数时，如果函数中没有 return 语句，则无返回值。（ ）

(四) 简答题

1. 编写一个程序，输入数字 a，计算 a + aa + aaa + aaaa 的值。例如输入为 9 时，输出结果是：11106。

2. 输入数字 n，输出斐波那契数列的第 n 项。

斐波那契数列第 1 项是 0，第 2 项是 1。从第 3 项开始，每一项都等于前两项之和。前 5 项为：0, 1, 1, 2, 3。

3. 请描述列表和元组之间的区别，以及分别在他们之间转型。

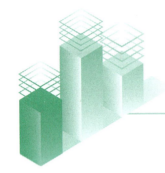

第 9 章 Python 数据处理

一、基本任务

运行本章任务需要在第 8 章的 Python 解释器中安装 NumPy、pandas、xlrs 和 openpyxl 库。上述各库版本信息请参考主教材第 9 章。

任务 9-1 数组创建与运算

任务要求

用列表和元组创建 ndarray 数组，并进行矩阵计算。

操作步骤

① 运行 Python IDLE：在 Python 的 IDLE 命令行输入"import numpy as np"语句，导入 numpy 模块，将 numpy 模块加入命名空间，并改变引用对象的名字为 np。

② 创建数组，在命令行输入如下语句：

```
1. #用数组的方式创建数组
2. a=np.array([1,2,3])
3. #用元组的方式创建数组
4. b=np.array((1,2,3))
5. #创建二维矩阵
6. c=np.array([[1,2,3,4],[5,6,7,8]])
7. #创建全1的二维数组
8. d=np.ones([4,2])
```

③ 矩阵计算，代码如下：

```
9.  #矩阵乘法
10. m=np.dot(c,d)
11. #点乘
12. n=c*d.T
```

④ 程序运行结果如下：

```
13. print(m)
    [[10. 10.]
     [26. 26.]]
14. print(n)
    [[1. 2. 3. 4.]
     [5. 6. 7. 8.]]
```

NumPy 的矩阵乘法需要调用 dot() 方法，按元素位置的矩阵点乘计算则可以直接用乘法符号 *。

任务 9-2 数组维度与变换

任务要求

用 NumPy 的 shape 方法求数组维度，用 reshape 改变数组形状。

操作步骤

① 运行 Python IDLE：在 Python 的 IDLE 命令行输入 import numpy as np 语句，导入 numpy 模块。
② 求数组维度，在命令行输入如下语句：

```
1. #创建一维数组
2. a=np.array([1,2,3,4,5,6,7,8])
3. print(a.shape[0])
```

此语句运行结果为 8，说明一维数组包含 8 个元素，代码如下：

```
4. print(a.shape[1])
```

此语句运行结果出错，报错信息为 "IndexError: tuple index out of range"，说明数组是一维的，a.shape[1] 语句已经超出维度范围，代码如下：

```
5. #创建二维数组
6. a=np.array([[1,2,3,4],[5,6,7,8]])
7. print(a.shape[0])
```

此语句运行结果为 2，说明矩阵第一个维度大小为 2，有 2 行。代码如下：

```
8. print(a.shape[1])
```

此语句运行结果为 4，说明矩阵第二个维度大小为 4，有 4 列。代码如下：

```
9. print(a.shape[2])
```

此语句运行结果出错，报错信息为 "IndexError: tuple index out of range"，说明数组是二维的，a.shape[2] 语句已经超出维度范围。

③ reshape 数组形状，代码如下：

```
10. a=np.array([1,2,3,4,5,6,7,8,9,10,11,12])
11. b=a.reshape((3,4), order='C')
12. print(b)
    [[ 1  2  3  4]
     [ 5  6  7  8]
     [ 9 10 11 12]]
13. >>> c=a.reshape((3,4), order='F')
14. >>> print(c)
    [[ 1  4  7 10]
     [ 2  5  8 11]
     [ 3  6  9 12]]
```

任务 9-3 数组统计函数的实现与应用

任务要求

某医院对 20 位心肌梗死患者进行了治疗，患者的总胆固醇（mmol/L）检查结果为 [3.6, 3.4, 4.0, 3.6, 4.5, 5,

4.9, 4.9, 4.4, 4.7, 3.2, 3.2, 4.3, 4.9, 4.0, 3.1, 2.7, 4.8, 4.0, 4.0]，请对检查结果做集中趋势度分析，计算均值、中值和众数并输出结果。

操作步骤

① 创建工程：单击 PyCharm 的"File"菜单，选择"New Project"打开的"Creat Project"窗口，设置窗口中"Location"项为"任务3"文件夹的位置。单击"Create"按钮创建工程，在 PyCharm 左侧"Project"工程窗格中右击"任务3"工程名，在"任务3"工程中添加 Python 脚本文件，依次选择右键快捷菜单中的"New"|"Python File"项，创建名为"task3"的 Python 脚本文件。单击工具栏中的"Add Configurations"选项，打开"Run/Debug Configurations"窗口，在窗口中单击左侧"+"号，在展开列表里选"Python"，打开关于 Python 脚本设置的界面。在此界面中将"Script path"项设置为任务9-3脚本文件task3.py所在路径，"Python interpreter"为已安装的 Python 解释器。

② 设计代码：集中趋势度分析是指一组数据向其中心值靠拢的程度，需要计算数据中心点位置，考查指标包括中位数、均值、众数等。众数（mode）指样本中出现次数最多的数据值。也是数据集在频数分布表频数最多那一项对应的样本值。NumPy 库中已有中值、均值函数，但是没有求众数的函数。用 NumPy 设计 mode 方程，实现样本的众数计算。

代码如下：

```
1.  import numpy as np
2.
3.  def get_mode(args):
4.      item_array=np.unique(args)
5.      item_num=np.size(item_array)
6.      mode_counts=np.zeros(item_num)
7.      mode_val=0
8.
9.      for i in range(0,item_num):
10.         item=item_array[i]
11.         for j in args:
12.             if j==item:
13.                 mode_counts[i]+=1
14.
15.     mode_val=item_array[np.argmax(mode_counts)]
16.
17.     return mode_val
```

上述代码中 get_mode() 函数为众数计算函数，更多其他众数实现方法请思考。

③ 计算中值和均值：设计主程序，调用 get_mode() 函数，计算总胆固醇中值和均值，并输出结果。

代码如下：

```
18. if __name__ == '__main__':
19.     data=[3.6, 3.4, 4.0, 3.6, 4.5, 5, 4.9, 4.9, 4.4, 4.7, 3.2, 3.2, 4.3, 4.9,
4.0, 3.1, 2.7, 4.8, 4.0, 4.0]
20.     mode=get_mode(data)
21.     mean=np.mean(data)
22.     median=np.median(data)
23.     print("mean:%f\tmedian:%f\tmode:%f"%(mean,median,mode))
```

④ 程序结果：

mean:4.060000   median:4.000000   mode:4.000000

任务 9-4 数据导入与导出

任务要求

① 读取素材"实验素材-9.xlsx"工作簿中工作表 1 的数据表，按"主要诊断"升序、"住院次数"降序、"住院天数"降序对数据表进行排序，排序结果保存在"task4.xlsx"的工作表 1 中。

② 查询原工作表中"住院次数"大于 10，性别为男性的患者，查询结果保存于"task4.xlsx"的工作表 2。

③ 将原表中的"病案号""出生日期""主要诊断""总胆固醇"列提取出来，组成新的数据表，保存于"task4.xlsx"的工作表 3 中。

操作步骤

① 排序，代码如下：

```
1. import pandas as pd
2.
3. df=pd.read_excel("实验素材-9.xlsx",sheet_name='Sheet1',index_col=False)
4. df1=df.sort_values(by=['主要诊断','住院次数','住院天数'], ascending=[True,False,False])
```

② 查询，代码如下：

```
5. df2=df.query('住院次数>=10').query('性别=="男"')
```

③ 组织新表，代码如下：

```
6. df3=df[['病案号','出生日期','主要诊断','总胆固醇(mmol/L)']]
```

④ 保存结果表，代码如下：

```
7.  df1.to_excel("task4.xlsx")
8.  with pd.ExcelWriter('task4.xlsx', mode='a') as writer:
9.      df2.to_excel(writer,sheet_name='Sheet2')
10.     df3.to_excel(writer,sheet_name='Sheet3')
```

任务 9-5 数据分类汇总

任务要求

按照是否进入"重症监护室"对患者的平均住院费用进行分类汇总，并保存结果。

操作步骤

① 分类：创建新工程，将数据表按照是否进入"重症监护室"，将数据表根据"重症监护室"字段分成两类，代码如下：

```
1. import pandas as pd
2. df=pd.read_excel("实验素材-9.xlsx",sheet_name='Sheet1',index_col=False)
3. df1=df.query("重症监护室=='是'")
4. df2=df.query("重症监护室=='否'")
```

② 汇总计算：分别计算"重症监护室 =='是'"和"重症监护室 =='否'"两类患者的"住院费用"平均值，方法是分别索引数据表 df1 和 df2 的"住院费用"列，并且使用 mean() 方法进行计算。汇总计算结果存入数

据表的最后一行，并且分别保存于"task5.xlsx"的 Sheet1 和 Sheet2 中。

代码如下：

```
5. midx1=df1.index.max()+1
6. df1.loc[midx1,"住院费用"]=df1['住院费用'].mean()
7. df1.rename(index={midx1: "mean"}, inplace=True)  #
8. df1.to_excel("task5.xlsx")
9.
10.midx2=df2.index.max()+1
11.df2.loc[midx2,"住院费用"]=df2['住院费用'].mean()
12.df2.rename(index={midx2: "mean"}, inplace=True)
13.
14.with pd.ExcelWriter('task5.xlsx', mode='a') as writer:
15.   df2.to_excel(writer,sheet_name='Sheet2')
```

其中，df1.index.max() 为 df1 表索引值（行）的最大值，获得最大索引值后即可索引"住院费用"列最后一个元素的下一个空单元格 midx1，并将分类汇总的"住院费用"均值存入其中。df1.rename(index={midx1: "mean"}, inplace=True) 语句则将 df1 表保存汇总均值行的索引值改为"mean"，当参数 inplace=True，原 DataFrame 将会被修改。

采用同样方式处理 df2 表。

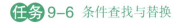 任务 9-6 条件查找与替换

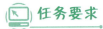 任务要求

查找素材"实验素材-9.xlsx"工作簿的工作表 1 中的"使用呼吸机"列，将其中的"/"删除，并筛选出使用了呼吸机的患者，结果分别保存入"task6.xlsx"的工作表 1 和工作表 2。

操作步骤

① 读取表格，代码如下：

```
1. import pandas as pd
2.
3. df=pd.read_excel("实验素材-9.xlsx",sheet_name='Sheet1',index_col=False)
```

② 替换：用 replace 函数完成替换，结果保存于新的 pandas 数据表 df1 中，并将 df1 保存于"task6.xlsx"。
代码如下：

```
4. df1=df.replace({'使用呼吸机':'/'}, value="")        #列替换
5. df1.to_excel("task6.xlsx")
```

③ 按列进行查找：在 df1 数据表的"使用呼吸机"列查询单元格内容为"是"的记录，并保存于"task6.xlsx"的工作表 2 中。
代码如下：

```
6. df2=df1.query("使用呼吸机=='是'")
7. with pd.ExcelWriter('task6.xlsx', mode='a') as writer:
8.     df2.to_excel(writer,sheet_name='Sheet2')
```

④ 比较结果：打开"task6.xlsx"的工作表 1，查看"使用呼吸机"列中的"/"符号是否都已经被删除。查看工作表 2 的筛选结果，观察与 Excel 工作簿"实验素材-9.xlsx"数据表的筛选结果是否一致。

任务 9-7 多条件筛选

任务要求

筛选出素材"实验素材-9.xlsx"工作簿的工作表1中"主要诊断"为"高血压"或"糖尿病","住院天数"在11～20天之内的患者记录,并复制到新的工作表中。

操作步骤

① 筛选"高血压"患者记录:读取工作表1,并筛选"主要诊断"为"高血压","住院天数"在11～20天之内的患者记录,保存于df1中。

代码如下:

```
1. import pandas as pd
2.
3. df=pd.read_excel("实验素材-9.xlsx",sheet_name='Sheet1',index_col=False)
4. df1=df.query('主要诊断=="高血压"').query('住院天数>=11').query('住院天数<=20')
```

② 筛选"糖尿病"患者记录:筛选"主要诊断"为"糖尿病","住院天数"在11～20天之内的患者记录,保存于df2中。

代码如下:

```
5. df2=df.query('主要诊断=="糖尿病"').query('住院天数>=11').query('住院天数<=20')
```

③ 连接两次筛选结果并保存,代码如下:

```
6. df3=df1.append(df2)
7.
8. df3.to_excel("task7.xlsx")
```

④ 比较结果:打开"task7.xlsx"的工作表1,查看筛选结果,比较其与应用Excel筛选工具筛选的结果是否一致。

任务 9-8 数据透视表的应用

任务要求

制作数据透视表,根据性别和入院途径显示不同离院方式患者的人数及平均住院天数。值字段名称为"患者数"和"平均住院天数",行、列标签的名称为"入院途径"和"离院方式"。不显示"离院方式""入院途径""性别"列中单元格值为"/"或为空的情况。

操作步骤

① 删除数据表中单元格值为"/"或为空的情况,代码如下:

```
1. import pandas as pd
2.
3. df=pd.read_excel("实验素材-9.xlsx",sheet_name='Sheet1',index_col=False)
4. df1=df.drop(df[(df['离院方式']=='/')|(df['入院途径']=='/')|(df['性别']=='/')].index,axis=0)
5. df1.to_excel("task8.xlsx")
```

本段代码中使用了DataFrame的drop函数删除满足条件的行,drop函数的第一个参数即为条件判断,并用index返回满足条件的行索引,其语法为df[布尔条件式].index。本任务为了找到"离院方式"、"入院途径"和"性别"列中单元格值为"/"的行索引,设置的布尔条件式为(df['离院方式']=='/')|(df['入院途径']=='/')|

(df[' 性别 ']=='/')。

② 实现数据透视表汇总，代码如下：

```
6. df2=pd.pivot_table(df1, values=["病案号","住院天数"], columns="离院方式", index=["入
院途径","性别"], aggfunc={"病案号":'count',"住院天数":'mean'})
7.
8. with pd.ExcelWriter('task8.xlsx', mode='a') as writer:
9.     df2.to_excel(writer,sheet_name='Sheet2')
```

值字段名称为"病案号"和"住院天数"，行、列标签的名称为"入院途径"和"离院方式"，"病案号"汇总方式为计数，"住院天数"汇总方式为求平均。

③ 比较结果：打开"task8.xlsx"的工作表 2，透视表结果如图 9-1 所示，发现此时表中已没有值为"/"的项，比较其与应用 Excel 数据透视表工具汇总的结果是否一致。

		住院天数			病案号		
入院途径	离院方式 性别	出院	死亡	转院	出院	死亡	转院
急诊	女	9.689655	12.25	11	29	4	1
	男	11.48214	14.16667	12.125	56	6	8
门诊	女	9.455497	17.625	9.705882	191	8	17
	男	10.01633	10.61538	10.33333	245	13	15

图 9-1　数据透视表结果

二、扩展任务

groupby 是 pandas 库中用于分类分组的工具，其语法格式如下：

DataFrame.groupby(by=[' 分类 1',' 分类 2',…]).agg({ 汇总列名 1：汇总方法 1, 汇总列名 2：汇总方法 2})

主要参数如下：

- by：表示用于分类的字段的列表。
- agg：汇总列名表示汇总的名称，统计函数用于统计数据，常用的统计函数有：size 计数、sum 求和、mean 求均值。

扩展任务 9-1　用 pandas 的 groupby 函数实现分类汇总

任务要求

对"实验素材 -9.xlsx"素材文件的 Sheet1 按照"主要诊断"和"重症监护室"分类，汇总患者的平均住院费用，并保存汇总结果。

操作步骤

① 读取数据表：创建新工程，读入"实验素材 -9.xlsx"素材文件的 Sheet1 的内容为数据表 df。
代码如下：

```
1. import pandas as pd
2. import numpy as np
3.
4. df=pd.read_excel("实验素材-9.xlsx",sheet_name='Sheet1',index_col=False)
```

② 分类汇总，代码如下：

```
5. df1=df.groupby(by=['主要诊断','重症监护室']).agg({'住院费用':np.mean})
```

6. df1.to_excel("task9-1.xlsx")

其中，groupby(by=[' 主要诊断 ',' 重症监护室 ']).agg({' 住院费用 ':np.mean}) 语句中 by=[' 主要诊断 ',' 重症监护室 '] 参数指明分类字段分别为"主要诊断"和"重症监护室"，接下来调用 agg 函数进行汇总，agg({' 住院费用 ':np.mean} 指明汇总项是"住院费用"，汇总方式是求平均。

③ 结果分析：打开"task9-1.xlsx"文件，观察分类汇总结果，并与 Excel 分类汇总结果进行比较。

扩展任务 9-2　心绞痛患者生化指标的离中趋势度分析

任务要求

对"实验素材 –9.xlsx"素材文件工作表 1 中主要诊断为心绞痛患者的"总胆固醇"与"高密度脂蛋白"两项生化指标进行离中趋势度分析。当两组数据的测量尺度差异大，均值不同或者数据量纲不同时，直接使用标准差来比较它们的离散程度不合适。此时，应当消除测量尺度和量纲的影响。变异系数（Coefficient of Variation, CV）是原始数据标准差与原始数据平均数的比，如公式（9-1）所示，其消除了均值和量纲的影响，可用于分析两组数据离散程度大小。变异系数只在平均值不为零时有定义，而且一般适用于平均值大于零的情况。一般来说，变异系数高，数据离散程度越大，反之越小。

$$\mathrm{CV} = \frac{SD}{Mean} \times 100\% \tag{9-1}$$

公式（9-1）中 CV 代表变异系数，根据上述原理，SD 是数据序列的标准差，Mean 为均值。查询表中主诊断为心绞痛患者记录，访问数组的"总胆固醇""高密度脂蛋白"两项生化指标，分析它们的离中趋势度，并打印结果。

操作步骤

① 读取数据表并查询：创建新工程，读入"实验素材 –9.xlsx"素材文件的 Sheet1 的内容为数据表 df；在 df 表中查询主要诊断为心绞痛的记录，并保存为 df1 表；访问 df1 表中的"总胆固醇""高密度脂蛋白"两项生化指标，并分别赋值给 Series 数组型变量 tc 和 hdl。

代码如下：

```
1. import pandas as pd
2. import numpy as np
3.
4. df=pd.read_excel("实验素材-9.xlsx",sheet_name='Sheet1',index_col=False)
5. df1=df.query("主要诊断=='心绞痛'")
6. tc=df1["总胆固醇(mmol/L)"]   #主要诊断为心绞痛患者的总胆固醇
7. hdl=df1["高密度脂蛋白(mmol/L)"]  #主要诊断为心绞痛患者的高密度脂蛋白
```

② 计算均值、标准差、变异系数：调用 NumPy 库中的均值、标准差计算函数，计算心绞痛患者"总胆固醇""高密度脂蛋白"两项生化指标的均值、标准差，并根据公式（9-1）计算变异系数 tc_CV 与 hdl_CV。

代码如下：

```
8.  tc_mean=np.mean(tc.values)
9.  hdl_mean=np.mean(hdl.values)
10.
11. tc_std=np.std(tc.values)
12. hdl_std=np.std(hdl.values)
13.
14. tc_CV=tc_std/np.mean(tc.values)
15. hdl_CV=hdl_std/np.mean(hdl.values)
```

③ 打印输出结果：打印变异系数时采用百分比格式化输出。

代码如下：

```
16.print("总胆固醇、高密度脂蛋白的均值分别为%f, %f"%(tc_mean,hdl_mean))
17.print("总胆固醇、高密度脂蛋白的标准差分别为%f, %f"%(tc_std,hdl_std))
18.print("总胆固醇、高密度脂蛋白的变异系数分别为%.2f%%, %.2f%%"%(tc_CV,hdl_CV))
```

④ 程序运行结果如下，从变异系数结果可以看出，高密度脂蛋白的变异程度高于总胆固醇。

总胆固醇、高密度脂蛋白的均值分别为 4.118 621，1.191 552

总胆固醇、高密度脂蛋白的标准差分别为 0.913 524，0.419 913

总胆固醇、高密度脂蛋白的变异系数分别为 0.22%，0.35%

三、自测题

（一）单选题

1. Python 中适用于矩阵计算的库是_____。
   A. NumPy   B. ndarry   C. DataFrame   D. pandas
2. 请补全下面语句。
   import numpy_____np
   A. for   B. of   C. from   D. as
3. NumPy 中求数组行列数的方法是_____。
   A. size   B. array   C. shape   D. dtype
4. 已导入 NumPy 为 np，若创建从 1 到 20 一维等差数列 a，步长为 2，则下列语句正确的是_____。
   A. a=np.arange(1:2:20)   B. a=np.arange([1:2:20])
   C. a=np.arange([1,2,20])   D. a=np.arange(1,20,2)
5. 已知 a=np.arange(1,20,2).sum()，那么 a 的结果是_____。
   A. 23   B. 100   C. 3   D. 120
6. NumPy 中创建全 0 矩阵的函数是_____。
   A. zeros   B. ones   C. empty   D. identity
7. NumPy 中将向量转为矩阵的函数是_____。
   A. resize   B. reshape   C. shape   D. reval
8. a=np.arange(12).reshape(3,4) 这条语句创建的矩阵为_____。
   A. array([[0, 1, 2],
             [3, 4, 5],
             [6, 7, 8],
             [9, 10, 11]])
   B. array([[0, 1, 2, 3],
             [4, 5, 6, 7],
             [8, 9, 10, 11]])
   C. array([[1, 2, 3],
             [4, 5, 6],

           [7, 8, 9],
           [10, 11, 12]])
    D. array([[1, 2, 3, 4],
           [5, 6, 7, 8],
           [9, 10, 11, 12]])
9. import numpy as np
   a = np.arange(12).reshape(3,4)
   print(a[1,2])
   上述代码打印结果是_____。
    A. 4   B. 5   C. 6   D. 1
10. a=np.array([[0, 1, 2, 3],
             [4, 5, 6, 7],
             [8, 9, 10, 11]])
    a[1:3,1:4] 对上述数组进行切片，其结果是_____。
    A. array([[1, 2, 3],
           [5, 6, 7]])
    B. array([[0, 1, 2, 3],
           [4, 5, 6, 7],
           [8, 9, 10, 11]])
    C. array([[0, 1, 2],
           [4, 5, 6]])
    D. array([[5, 6, 7],
           [9, 10, 11]])
11. 若在 PyCharm 集成开发环境中添加新的库，则应在 "Files" | "Settings..." 窗口中选择当前工程的_____选项。
    A. "Project Interpreter"   B. "Apperance"
    C. "Editor"   D. "Plugins"
12. pandas 读取 Excel 文件调用 read_excel 函数，此函数依赖_____库。
    A. xlrd   B. Kcras   C. matpolib   D. GDAL
13. 下列_____方法可以将 DataFrame 保存为 Excel 表格。
    A. save_excel   B. fwrite   C. output   D. to_excel
14. pd.read_excel('Patient.xlsx', sheet_name='Sheet1', usecols='A:C,E,G', names=['Patient ID', 'Admission times', 'Gender', 'Age', 'Admission department'], index_col=False)
    对上述语句解读不正确的是_____。
    A. 读取了文件 'Patient.xlsx' 的工作表 1
    B. 仅读取了数据表 A、C、E、G 列
    C. 列名被修改为英文
    D. 未指定索引列
15. 若在 PyCharm 的 Python 控制台上运行和调试脚本，则需要设置_____模式。
    A. "Run with Python Console"   B. "Emulate in output console"
    C. "lauch console"   D. "Python interpreter"

16. 下列关于 DataFrame 创建说法不正确的是_____。
    A. 可以由列表型参数创建 DataFrame
    B. 可以由嵌套列表型参数创建 DataFrame
    C. 可以由字典型参数创建 DataFrame
    D. 可以由字符串型参数创建 DataFrame

17. import pandas as pd
    df = pd.read_excel("Patient.xlsx",sheet_name='Sheet1',index_col=False)
    df2 = df.fillna({"抗生素治疗使用天数":df["抗生素治疗使用天数"].median()})
    上述代码解释正确的是_____。
    A. "抗生素治疗使用天数"列被填充为其中位数
    B. "抗生素治疗使用天数"列中缺失值被填充为其中位数
    C. "抗生素治疗使用天数"列被填充为其均值
    D. "抗生素治疗使用天数"列中缺失值被填充为其均值

18. 下列是 pandas 中对数据表进行排序的函数是_____。
    A. order_by
    B. sort_values
    C. sort_column
    D. sort_data

19. df 为从 Excel 表读入的 DataFrame 数据表，若计算其"总费用"列除以常数 10 000 的结果，则下列正确的语句是_____。
    A. df[总费用]]/10 000
    B. df("总费用")/10 000
    C. df(总费用)/10 000
    D. df["总费用"]/10 000

20. df.count() 语句的作用是_____。
    A. 按列统计了 df 数据表中各列单元格的数量
    B. 按行统计了 df 数据表中各行单元格的数量
    C. 按列统计了 df 数据表中各列非空单元格的数量
    D. 按行统计了 df 数据表中各行非空单元格的数量

（二）多选题

1. a=np.array([[0, 1, 2, 3],
               [4, 5, 6, 7],
               [8, 9, 10, 11]])
   下列可以将 a 矩阵转置为矩阵 b 的是_____。
   A. b = a.T
   B. b = np.transpose(a)
   C. b = a.trans
   D. b = a'

2. 下列选项中可以查看 ndarray 数组 a 维度的语句是_____。
   A. np.info(a)
   B. a.info()
   C. np.shape(a)
   D. a.size()

3. 下列可以读取 Excel 工作簿"patient.xlsx"工作表 1 的语句有_____。
   A. pd.read_excel('patient.xlsx',sheet_name='Sheet0')
   B. pd.read_excel('patient.xlsx',sheet_name='Sheet1')
   C. pd.read_excel('patient.xlsx',sheet_name=0)
   D. pd.read_excel('patient.xlsx',sheet_name=1)

4. 用 df.info() 语句查看 DataFrame 类对象 df 的信息，下列选项属于此语句的返回信息的是_____。
   A. 表的行列数
   B. 列名称（列字段）
   C. 各列数据类型
   D. 各列非空单元格计数

5. 关于语句 df.to_excel('excel_new.xlsx', sheet_name='Sheet1')，下列说法中正确的有_____。
   A. 若磁盘上存在工作簿文件"excel_new.xlsx"，则 df 表被写入其工作表 Sheet1 中
   B. 若磁盘上不存在工作簿文件"excel_new.xlsx"，则无法保存 df 表
   C. 保存的工作簿文件中有第一列索引列
   D. 保存的工作簿文件中无第一列索引列
6. 下列关于 read_excel 函数中 usecols 参数说法正确的是_____。
   A. usecols='A:C,E,G' 语法是正确的   B. usecols=[A:C,E,G] 语法是正确的
   C. usecols=[1,3,6,8] 语法是正确的   D. usecols=[1:3,6,8] 语法是正确的
7. 设置内容为 a,b,c,d,e 的 Series 型数据，下列语句正确的有_____。
   A. S1 = pd.Series(['a','b','c','d','e'])
   B. S1 = pd.Series('a','b','c','d','e')
   C. S1 = pd.Series({0:'a',1:'b',2:'c',3:'d',4:'e'})
   D. S1 = pd.Series(data=['a','b','c','d','e'])
8. DataFrame 的 dropna 方法可以删除_____。
   A. 空白单元格   B. NULL 值   C. NaN   D. /
9. DataFrame.replace(to_replace=None, value=None)
   对于 replace 函数参数解释正确的有_____。
   A. to_replace 是要查找的内容   B. value 是替换为的内容
   C. to_replace 可以为字典型   D. value 参数只能是字符串类型
10. 下列关于 pandas 的数据透视表 pivot_table 函数说法正确的是_____。
    A. aggfunc 参数可设置值字段的聚合方式   B. values 参数为值字段
    C. index 参数为行字段   D. columns 参数为列字段

（三）判断题

1. 若不用 ExcelWriter 对象，多次调用 to_excel 方法保存数据表到同一 Excel 文件时，会发生写覆盖。（　）
2. Series 是带有索引的一维数组，其构造函数参数可以为列表、索引、字典。（　）
3. Series 的索引形式是固定的，由 0 开始的整数表示。（　）
4. NumPy 的 concatenate 函数可以沿指定轴连接相同形状的两个或多个数组。（　）
5. numpy reshape 函数的 order 参数为 'C' 时，表示按列优先模式对数据表进行 reshape。（　）
6. NumPy 的 concatenate 函数的 axis 参数默认值是延垂直方向连接多个数组。（　）
7. pandas 可以从各种文件格式导入数据，比如 CSV、JSON、SQL、Microsoft Excel。（　）
8. pandas 存入 Excel 文件的函数 to_excel 依赖 xlrd 库。（　）
9. 调用 pandas 的 to_excel 函数向同一个 Excel 文件写入多个数据表时,需要使用 ExcelWriter 对象。（　）
10. pandas 的 ExcelWriter 设置参数 mode='a' 时，模式为覆盖。（　）

（四）简答题

1. 对于任务 9-6，若将此任务中列替换语句改为 df1 = df['使用呼吸机'].replace('/', value="")，结果是否不同？如果不同，请说明不同之处并解释。
2. 任务 9-8 的运行结果与 Excel 的数据透视表结果有何不同,若解决这种差异,应当采取什么方法？
3. 请简述 pandas 库中的重要数据结构 DataFrame 表型数据的结构与创建方式。

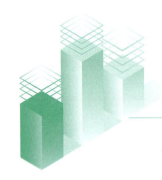

第 10 章
Python 数据可视化与科学制图

一、基本任务

任务 10-1 条形图的使用

任务要求

现有 20 例肿瘤患者，其中 10 例使用帕博利珠单抗治疗，10 例使用度伐利尤单抗治疗。肿瘤变化见表 10-1。请选择合适的图表类型将数据直观地展示出来，要求图形美观清晰，有必要的图例等图形元素。

表 10-1 使用帕博利珠单抗治疗和使用度伐利尤单抗治疗后肿瘤变化表

	患者 1	20%		患者 11	30%
	患者 2	−70%		患者 12	−30%
	患者 3	40%		患者 13	−40%
	患者 4	10%		患者 14	−10%
帕博利珠单抗	患者 5	−50%	度伐利尤单抗	患者 15	25%
	患者 6	15%		患者 16	10%
	患者 7	−10%		患者 17	9%
	患者 8	−30%		患者 18	−10%
	患者 9	10%		患者 19	−70%
	患者 10	15%		患者 20	−20%

操作步骤

分析：使用条形图展示每一例数据，按照治疗方式进行分组，生成图形如图 10-1 所示。
算法步骤及代码如下：
① 导入库。

```
1. import matplotlib.pyplot as plt
2. import seaborn as sns
3. import pandas as pd
```

② 读入文件：读入 s10-1.csv 文件，文件中有中文，需要参数 encoding="gbk"。

```
4. data=pd.read_csv("s10-1.csv",
encoding="gbk")
```

③ 设置 seaborn 属性：sns.set() 是 seaborn 个性化设置函数，参数 font='SimHei' 支持图中使用中文标签，参数 font_scale=1.2 为字体大小。

```
5. sns.set(font='SimHei', font_scale=1.2)
```

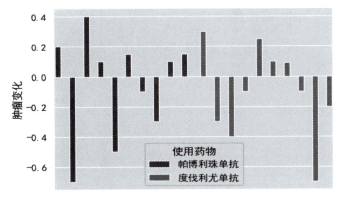

图 10-1　任务 10-1 效果图

④ 绘制条形图：使用 barplot() 函数绘制条形图，参数 x="序号"设置数据 data 中的"序号"列作为 x 轴的数据，参数 y="肿瘤变化"设置数据 data 中的"肿瘤变化"列作为 y 轴的数据，参数 data=data 设置第 5 行读入的 data 为数据源，参数 hue="使用药物"设置数据 data 中的"使用药物"列作为分类变量。

```
6. ax=sns.barplot(x="序号", y="肿瘤变化", hue="使用药物", data=data)
```

⑤ 设置坐标轴：设置 y 轴上显示负数，如果缺少本行代码 y 轴上的负号将不能正确显示。设置不显示 x 轴及 x 轴上的刻度。在本例中，图形的主要目的是展示肿瘤变化，去掉 x 轴上的患者编号使得图形更美观。

```
7. plt.rcParams["axes.unicode_minus"]=False
8. plt.tick_params(labelbottom=False)
9. ax.set(xlabel=None)
```

⑥ 显示图形。

```
10. plt.show()
```

任务 10-2　折线图的使用

任务要求

针对乳腺癌的良恶性诊断问题，5 种分类算法的 fpr 和 tpr 如表 10-2 所示，请选择合适的图形来比较多类方法 ROC 曲线。

表 10-2　五种方法 fpr 和 tpr 数值表

方法 1		方法 2		方法 3		方法 4		方法 5	
fpr	tpr	fpr	tpr	fpr	tpr	fpr	tpr	fpr	tpr
0.08	0.07	0.08	0.07	0.08	0.08	0.08	0.00	0.08	0.00
0.20	0.89	0.20	0.80	0.20	0.82	0.20	0.78	0.20	0.63
0.24	0.93	0.24	0.84	0.24	0.85	0.24	0.87	0.24	0.73
0.28	0.96	0.28	0.89	0.28	0.87	0.28	0.88	0.28	0.78
0.41	0.96	0.41	0.89	0.41	0.87	0.41	0.88	0.41	0.78
0.57	0.97	0.57	0.91	0.57	0.89	0.57	0.88	0.57	0.79
0.61	0.98	0.61	0.92	0.61	0.90	0.61	0.89	0.61	0.85
0.69	0.98	0.69	0.94	0.69	0.90	0.69	0.89	0.69	0.86
0.76	1.00	0.76	1.00	0.76	0.97	0.76	0.98	0.76	0.93
1.00	1.00	1.00	1.00	1.00	1.00	1.00	1.00	1.00	1.00

操作步骤

分析：使用折线图绘制 ROC 曲线，为每一条曲线添加图例，生成图形如图 10-2 所示。

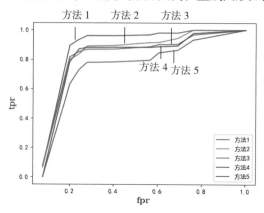

图 10-2　任务 10-2 效果图

算法步骤及代码如下：

① 导入库。

```
1. import matplotlib.pyplot as plt
2. import pandas as pd
```

② 读入文件：读入 s10-2.csv 文件，将数据存储在 data 变量中。

```
3. data=pd.read_csv("s10-2.csv", encoding="gbk")
```

③ 设置图形中支持中文字体。

```
4. plt.rcParams['font.family']=['SimHei']
```

④ 使用 subplots() 函数生成 Figure 对象 fig 和 Axes 对象 ax。

```
5. fig, ax=plt.subplots()
```

⑤ 绘制 ROC 曲线：在 data 中第 0 行存储了方法 1 的 fpr，第 1 行存储了方法 1 的 tpr，第 2 行存储了方法 2 的 fpr，第 3 行存储了方法 2 的 tpr，依次类推。使用第 7~8 行代码，在每一次循环中读出每个方法的 tpr 和 fpr。第 9 行为每个方法生成对应的 label。第 11 行使用 plot() 函数绘制折线图，每一次循环绘制一条，5 次循环后可以绘制 5 条 ROC 曲线。

```
6. for i in range(0, 5):
7.     fpr=data.values[:, i*2]
8.     tpr=data.values[:, i*2+1]
9.     label="方法"+str(i+1)
10.    ax.plot(fpr, tpr, label=label)
```

⑥ 设置 x 轴和 y 轴的标签。

```
11. ax.set_xlabel("fpr", labelpad=5, fontsize=14, family="serif")
12. ax.set_ylabel("tpr", labelpad=5, fontsize=14, family="serif")
```

⑦ 使用 legend() 方法显示标签。

```
13. plt.legend()
```

⑧ 显示图形。

```
14. plt.show()
```

任务 10-3 布局函数与饼图的使用

任务要求

表 10-3 记录了近年来某日的新冠肺炎全球统计数据,请选择合适的图形来分别展示各个地区确诊人数、死亡人数占总数的比重,突出显示美国的比重。

表 10-3 某日新冠全球统计数据

地区	确诊人数	死亡人数
美国	37 673 305	628 303
印度	32 424 234	434 367
巴西	20 556 487	574 209
法国	6 682 952	113 472
俄罗斯	6 633 521	172 257
英国	6 491 529	131 909
土耳其	6 197 011	54 327
阿根廷	5 130 852	110 217
哥伦比亚	4 886 897	124 121
西班牙	4 770 453	83 136
伊朗	4 640 695	101 354
意大利	4 478 691	128 728
印尼	3 967 048	125 342
德国	3 870 095	91 983
墨西哥	3 217 415	252 927
其他地区	59 784 031	1 297 321

操作步骤

分析:使用 subplots() 函数进行布局,在一行上显示两个饼图。在饼图中,将美国分块距离圆心的距离设置为大于 0 的值,即可实现显示美国的比重。设置饼图的旋转角度,使得两个饼图的角度一致、美观,生成图形如图 10-3 所示。

算法步骤及代码如下:

① 导入库。

1. import matplotlib.pyplot as plt
2. import pandas as pd

② 读入文件:读入文件 s10-3.csv,将数据存储在 data 变量中。

3. data=pd.read_csv("s10-3.csv", encoding="utf-8")

③ 设置图形中支持中文字体。

4. plt.rcParams['font.family']=['SimHei']

④ 画布与 Axes 对象设置:使用 subplots() 函数生成布局为一行两列的两个 Axes 对象,分别为 axs[0] 和

axs[1]，参数 figsize=(16, 8) 设置画布大小。

```
5. fig, axs=plt.subplots(1, 2, figsize=(16, 8))
```

⑤绘制饼图：在 axs[0] 上绘制饼图，参数 [.06, 0, 0, 0, 0, 0, 0, 0, 0, 0, 0, 0, 0, 0, 0, 0] 设置第一个块远离圆心，参数 startangle=-12 调整饼图的方向，参数 autopct='%1.f%%' 设置饼图上的数值格式，参数 labels=data.values[:, 0] 为饼图上每个分块的标注（国家名称）。

```
6. axs[0].pie(data.values[:, 1], [.06, 0, 0, 0, 0, 0, 0, 0, 0, 0, 0, 0, 0, 0, 0, 0],
   startangle=-12, autopct='%1.f%%', labels=data.values[:, 0])
```

⑥设置标题：设置 axs[0] 的标题为"新冠确诊人数"。

```
7. axs[0].set_title("新冠确诊人数")
```

⑦绘制饼图：方法同第 6~7 行一致，将图形绘制在 axs[1] 上。

```
8. axs[1].pie(data.values[:, 2], [.08, 0, 0, 0, 0, 0, 0, 0, 0, 0, 0, 0, 0, 0, 0, 0],
   startangle=41, autopct='%1.f%%', labels=data.values[:, 0])
9. axs[1].set_title("新冠死亡人数")
```

⑧显示图形。

```
10. plt.show()
```

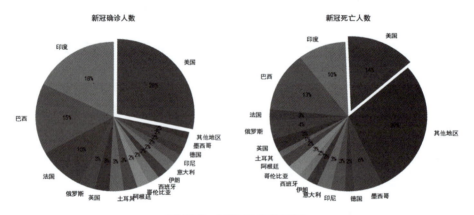

图 10-3　任务 10-3 效果图

任务 10-4　成对图函数的使用

任务要求

在影像诊断上，半径（radius）、纹理（texture）、平滑度（smoothness）、致密性（compactness）、凹陷（concavity）、分形（fractal dimension）等是对乳腺癌良恶性诊断有参考价值的影像征像，s10-4.csv 文件中存储了以上 6 种特征和良恶性标注，共 569 例数据。

①请选择合适的图形展示特征本身及两两特征之间与良恶性的关系。

②在二维坐标系上只能展示一维或二维特征的分布，请通过降维将特征空间映射到二维坐标上，选择合适的图形展示良恶性数据分布之间的空间关系。

操作步骤

1. 分析任务要求①

在 seaborn 库中提供了用于绘制成对图的函数 pairplot()，该函数为一维特征绘制概率密度图，为二维特征绘制散点图，能够展示特征及特征对同类别之间的关系，生成图形如图 10-4 所示。算法步骤及代码如下：

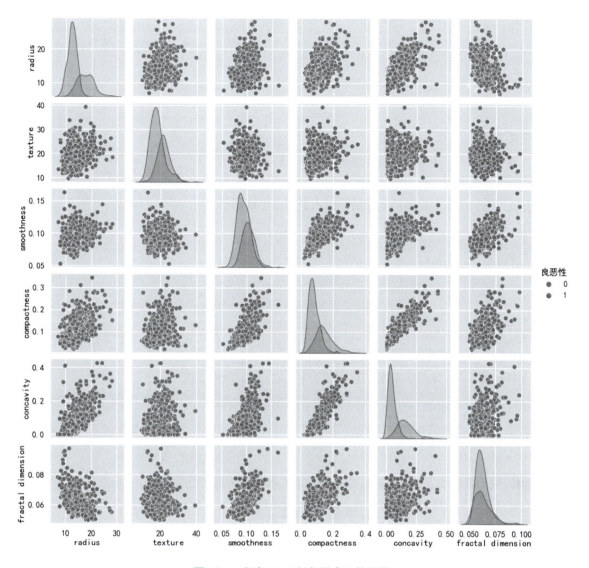

图 10-4 任务 10-4 任务要求①效果图

① 导入库。

```
1. import seaborn as sns
2. import matplotlib.pyplot as plt
3. import pandas as pd
```

② 读入 s10-4.csv 文件，将数据存储在变量 cancer_data 中。

```
4. cancer_data=pd.read_csv("s10-4.csv", encoding="gbk")
```

③ 设置图形中支持中文字体。

```
5. sns.set(font='SimHei', font_scale=0.9)
```

④ 设置 seaborn 风格：设置图形的风格为 talk。

```
6. sns.set_context("talk")
```

⑤ 绘制成对图：使用 pairplot() 函数绘制成对图，参数 hue='良恶性' 设置 cancer_data 中 '良恶性' 列为分类变量，参数 diag_kind="kde" 设置为特征本身绘制概率密度图，参数 kind="scatter" 设置两两特征之间绘制散

点图,参数 palette="husl" 设置图形的颜色风格。

```
7. sns.pairplot(cancer_data, hue='良恶性', diag_kind="kde", kind="scatter", palette="husl")
```

⑥ 显示图形。

```
8. plt.show()
```

2. 分析任务要求②

使用 PCA 降维将数据从 6 维(文件中有 6 个特征)降低至 2 维(不是从 6 维特征中选择出 2 维,而是由 6 维特征计算而来,与原特征之间没有直接对应关系),然后再绘制散点图显示,生成图形如图 10-5 所示。

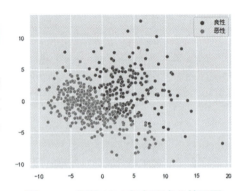

图 10-5　任务 10-4 任务要求②效果图

算法步骤及代码如下:

① 导入库。

```
1. import seaborn as sns
2. import matplotlib.pyplot as plt
3. import pandas as pd
4. from sklearn.decomposition import PCA
```

② 读入文件:读入 s10-4.csv,将数据存储在变量 cancer_data 中。

```
5. cancer_data=pd.read_csv("s10-4.csv", encoding="gbk")
```

③ 存储数据:将数据中第 0 到 5 列数据存储到变量 data 中,第 0~5 列对应数据中的 6 个特征。

```
6. data=cancer_data.values[:, 0:5]
```

④ 将数值转换为良性和恶性字符串:数据中的第 6 列数据为良恶性数值,0 对应良性,1 对应恶性,为了在图形中能够直接显示良性和恶性的图例,第 9~12 行循环读取每一个数据的良恶性数值,用条件判断语句进行判断,将对应的字符串数据存储在 label 变量中。

```
7. label=[]
8. for item in cancer_data.values[:, 6]:
9.     if item==0:
10.         label.append("良性")
11.     else:
12.         label.append("恶性")
```

⑤ 数据降维:使用 PCA() 函数为数据 data 进行降维,参数 n_components=2 设置了维度为 2 维。

```
13. pca=PCA(n_components=2)
14. reduce_X=pca.fit_transform(data)
```

⑥ 设置图形中支持中文字体。

```
15. sns.set(font='SimHei')
```

⑦ 绘制散点图:图形的 x 轴和 y 轴为降维后二维数据的第 0 列和第 1 列,参数 hue=label 设置分类变量为良恶性。

```
16. sns.scatterplot(reduce_X[:, 0], reduce_X[:, 1], hue=label)
```

⑧ 设置 y 轴上显示负数:如果缺少本行代码 y 轴上的负号将不能正确显示。

```
17. plt.rcParams["axes.unicode_minus"]=False
```

⑨ 显示图形。

```
18. plt.show()
```

二、扩展任务

扩展任务 10-1 降维函数与散点图的使用

任务要求

在教材上层次聚类任务中，对基因组进行了层次聚类，从不同的层进行划分能够得到不同数目的簇。请选择合适的方法和图形，来为决定基因组簇的数目提供参考。

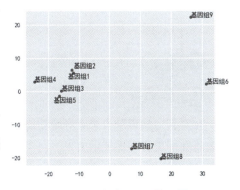

图 10-6 任务 10-5 效果图

操作步骤

分析：参考任务 10-4 中降维的方法，可以将基因组的特征空间降低到二维，然后绘制散点图，通过观察数据的分布可以选择合理的簇数目，生成图形如图 10-6 所示。

算法步骤及代码如下：

① 导入库。

```
1. import matplotlib.pyplot as plt
2. import seaborn as sns
3. import pandas as pd
4. from sklearn.decomposition import PCA
```

② 读入文件：读入文件 gen_data.csv，共 9 列 346 行数据，将数据存储在 data 变量中。

```
5. data=pd.read_csv("gen_data.csv", encoding="UTF-8")
```

③ 数据转置：对变量 data 进行转置，转置后再进行 PCA 运算可以得到 9 个基因组的分布，否则得到的是 346 个数据点的分布。

```
6. data=data.T
```

④ 数据降维：使用 PCA() 函数对 data 进行降维，参数 n_components=2 设置维度为 2。

```
7. pca=PCA(n_components=2)
8. reduce_X=pca.fit_transform(data)
```

⑤ 变量存储：将降维后二维数据的第 0 列和第 1 列存储到 x 变量和 y 变量中，后续制图使用 x 变量和 y 变量。

```
9. x=reduce_X[:, 0]
10.y=reduce_X[:, 1]
```

⑥ 设置图形中支持中文字体。

```
11.sns.set(font='SimHei')
```

⑦ 绘制散点图：使用 scatterplot() 函数绘制散点图，数据点坐标为 x 变量和 y 变量。

```
12.ax=sns.scatterplot(x, y)
```

⑧ 存储 dis 变量：dis 存储的是标签与数据点的距离，是人为指定的。读者可以修改以观察标签的位置变化。

```
13.dis=[-1.8, 0.5, 0, 0, -2, 0, 0, 0, 0]
```

⑨ 添加文本标签：使用for循环依次为每一个数据点绘制标签，第15行text()的前两个参数为标签的坐标位置，第3个参数为标签的字符串。

```
14.for i in range(0, 9):
15.    ax.text(x[i]+dis[i], y[i]+dis[i], "基因组"+str(i+1))
```

⑩ 设置y轴上显示负数：如果缺少本行代码y轴上的负号将不能正确显示。

```
16.plt.rcParams["axes.unicode_minus"]=False
```

⑪ 显示图形。

```
17.plt.show()
```

扩展任务 10-2 带有置信区间条形图的使用

任务要求

在对新冠病毒肺炎患者肝肾功能和心肌酶变化的研究中[①]，截取部分数据如表10-4所示，请使用合适的图表将数据更直观地展示出来。

表10-4 各组肝肾功能和心肌酶的比较

	普通型（n=68）	重型（re=22）	危重型（n=22）
TBIL(μmol/L)	11.2(9.9,14.7)	10.6(8.3,18.6)	12.6(10.5,16.4)
ALT(U/L)	20.1(15.1,28.9)	13.9(9.7,23.4)	37.70(19.9W5)[①]
AST(U/L)	19.3(17.1,26.2)	22.6(15.9,26.3)	46.8(28.3,62.4)[①]
GGT(U/L)	25.0(14.5,37.8)	43.9(34.6,72.9)	57.9(35.1,84.7)[①]
BUN(mmol/L)	4.7(3.8,5.1)	4.8(3.9,6.4)	5.9(5.5,11.0)
CK-MB(ng/ml)	0.9(0.8,1.6)	0.9(0.7,1.2)	2.9(2.2.4.2)[①]

操作步骤

分析：在表10-4中，数据应该使用分组的条形图进行展示，条形图上应标有置信区间。考虑以下两种情况来生成图形。

（1）有原始数据

在有原始数据的情况下，seaborn库的barplot()函数能够自动地计算置信区间。在通常情况下，绘图应该使用原始数据以保证真实性。数据存储在s10-6.cvs文件中，使用如下的简单代码即能生成带有置信区间的条形图，生成图形如图10-7所示。

算法步骤及代码如下：

① 导入库。

```
1. import matplotlib.pyplot as plt
2. import seaborn as sns
```

[①] Serum liver and kidney function tests and myocardial enzymes in 112 patients with coronavirus-19 pneumonia Wang Lianfa, Chen Chen, Wang Yan, et al. Department of Cardiology, 901st Hospital, Hefei 230031,Anhui Province, China

```
3. import pandas as pd
```

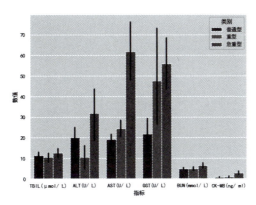

图 10-7　任务 10-6 情况（1）效果图

② 从文件 "s10-6.csv" 中读入模拟数据，存储在 data 变量中。

```
4. data=pd.read_csv("s10-6.csv", encoding="gbk")
```

③ 生成尺寸为 (8, 6) 的画布。

```
5. fig=plt.figure(figsize=(8, 6))
```

④ 设置背景为白色格子底。

```
6. sns.set_style("whitegrid")
```

⑤ 设置图形支持中文。

```
7. sns.set(font='SimHei')
```

⑥ 绘制条形图：x 轴为 data 变量中 "指标" 列，y 轴为 data 变量中 "数值" 列，分类变量为 data 变量中 "类别" 列。

```
8. sns.barplot(x="指标", y="数值", hue="类别", data=data)
```

⑦ 显示图形。

```
9. plt.show()
```

（2）只有结果数据

在只有结果数据的情况下（只有表 10-4，没有数据文件），可以使用 matplotlib 库分别绘制条形图和误差线（用于表示置信区间），代码相对复杂一些，生成图形如图 10-8 所示。

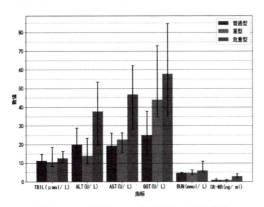

图 10-8　任务 10-6 情况（2）效果图

算法步骤及代码如下：

① 导入库。

```
1. import matplotlib.pyplot as plt
2. import numpy as np
3. import matplotlib as mpl
```

② 读入文件：读入文件 s10-6-2.npy，存储在变量 data 中。在 s10-6-2.npy 文件中，只有表 10-4 中的数据，没有原始数据。

```
4. data=np.load("s10-6-2.npy", allow_pickle=True)
```

③ 生成数组 x：x 对应 6 种指标，所以生成从 1~6 共 6 个刻度。

```
5. x=np.array([1, 2, 3, 4, 5, 6])
```

④ 存储指标的中位数（同表 10-4 中中位数一致）：用于绘制条形图。

```
6. y=data[0]
7. items=np.append("", data[1])
```

⑤ 存储置信区间的均值和误差（由同表 10-4 中括号内的置信区间计算得到）：用于绘制误差条图。

```
8. y_mean=data[2]
9. y_err=data[3]
```

⑥ 设置条形的宽度为 0.3。

```
10. width=0.3
```

⑦ 存储 label 变量：将图例存在 label 变量中，在绘图函数 bar() 当中使用该 label 变量。

```
11. label=np.array(["普通型", "重型", "危重型"])
```

⑧ 生成画布与 Axes 对象：生成 Figure 对象 fig 和 Axes 对象 ax，指定画布大小 figsize=(10, 6)。

```
12. fig, ax=plt.subplots(figsize=(10, 6))
```

⑨ 设置图形支持中文。

```
13. plt.rcParams['font.family']=['SimHei']
```

⑩ 绘制条形图和误差条图：使用 for 循环，依次绘制普通型、重型、危重型三种类别中各个指标的条形图和误差条图。在 16 行和 19 行分别使用 bar() 函数和 errorbar() 函数绘制图形，参数 x + (i-1)*width 用于设置条形在 x 轴的位置，该参数使得同一指标下的普通型、重型和危重型三个条形紧密相邻。

```
14. for i in range(0, 3):
15.     each_y=y[i]
16.     ax.bar(x+(i-1)*width, each_y, width, align='center', label=label[i])
17.     each_y_mean=y_mean[i]
18.     each_y_err=y_err[i]
19.     ax.errorbar(x+(i-1)*width, each_y_mean, each_y_err, fmt=',', ecolor='black', color='black', elinewidth=2, capsize=4)
```

⑪ 设置 x 轴的刻度标签为指标的名称。

```
20. ax.set_xticklabels(items)
```

⑫ 设置 x 轴和 y 轴的坐标标签。

```
21. ax.set_xlabel("指标", labelpad=5, fontsize=12, fontproperties="SimHei")
```

```
22.ax.set_ylabel("数值", labelpad=5, fontsize=12, fontproperties="SimHei")
```

⑬ 设置刻度线与辅助线：设置了 y 轴的次要刻度线，在 y 轴的主要刻度线和次要刻度线上显示辅助线。

```
23.ax.yaxis.set_minor_locator(mpl.ticker.MaxNLocator(18))
24.ax.grid(color="blue", axis="y", linestyle="-", linewidth=0.5)
25.ax.grid(color="blue", axis="y", which="minor", linestyle=":", linewidth=0.5)
```

⑭ 显示图例。

```
26.plt.legend()
```

⑮ 显示图形。

```
27.plt.show()
```

三、自测题

（一）单选题

1. 在 Python 科学计算环境中，matplotlib 库是一种_____。
   A. 通用可视化库　　　　　　　　　　B. 针对统计分析的高级绘图库
   C. 图像处理库　　　　　　　　　　　D. 科学计算库

2. 在 matplotlib 库中，设置轴标签的方法是_____。
   A. set_xlim() 和 set_ylim()　　　　　B. set_xlabel() 和 set_ylabel()
   C. semilogx() 和 semilogy()　　　　　D. twinx() 和 twiny()

3. 现有 600 例患者的血糖数据，以下哪种图形能够直观地展示血糖数据分布情况？_____。
   A. 直方图　　　　B. 条形图　　　　C. 散点图　　　　D. 饼图

4. 以下哪个函数是 matplotlib 库中绘制折线图的函数？_____。
   A. plot()　　　　B. pie()　　　　C. contour()　　　　D. bar()

5. 在 matplotlib 库中以下哪种方法可用于制作图中图？_____。
   A. 使用 make_axes() 函数将 Axes 对象添加到图形区域的指定坐标位置
   B. 使用 subplots() 函数进行布局
   C. 使用 subplot2grid() 函数进行布局
   D. 使用 GridSpec 对象创建网格进行布局

6. 以下对于 seaborn 库的描述，不正确的是_____。
   A. seaborn 库是构建于 matplotlib 库基础之上的针对统计分析领域的图形库
   B. 相比 matplotlib 库，seaborn 库的绘图风格和色彩搭配更具有现代美感
   C. seaborn 库可以替代 matplotlib 库
   D. seaborn 库能够绘制常见的图形，包括散点图、小提琴图、直方图、回归模型图和热力图等，共 21 种图形

7. 在 seaborn 库中，以下哪种图形能用来绘制箱形图和核密度估计组合图？_____。
   A. 小提琴图　　　　B. 直方图　　　　C. 回归模型图　　　　D. 热力图

8. 以下哪种是 seaborn 库提供的设置背景板的方法？_____。
   A. set_style()　　　　B. set_context()　　　　C. color_pallette()　　　　D. set()

9. 以下对于 seaborn 库中的分面图描述，不正确的是_____。
   A. 分面图是一种按类分行或分列绘制多个子图的图形

B. seaborn 库绘制分面图的函数是 FacetGrid()

C. 参数 row、col、hue 分别表示按类分列、分行、设置不同颜色以绘制子图

D. 在分面图中只能绘制散点图

10. 在 matplotlib 库中添加以下哪行代码能使得图形中的中文正确显示？_____。

    A. plt.rcParams['font.family'] = ['SimHei']

    B. plt.text['font.family'] = ['SimHei']

    C. plt.text['font.family'] = ['chinese']

    D. plt.rcParams['font.family'] = ['chinese']

11. 在 matplotlib 库中支持利用 LaTex 标记显示数学符号，但是 Python 使用 \ 作为转义符，Latex 中使用 \ 表示命令开始，为防止 python 解释器将 latex 表达式的字符串进行转义，需要在 latex 表达式的字符串之前加上前缀_____。

    A. r   B. x   C. s   D. a

12. 以下哪个是为 Axes 对象添加带箭头注释的函数？_____。

    A. set_title ()   B. annotate()

    C. set_xlabel()   D. set_ylabel()

13. 在 matplotlib 库中添加图例的方法是 legend ( )，该方法中用于控制图例显示位置的参数是_____。

    A. loc   B. bbox_to_anchor   C. ncol   D. fontsize

14. 在科技制图中当需要人为指定轴的范围时，Axes 对象的_____方法可用于设置 x 轴和 y 轴的上限和下限。

    A. set_xlim() 和 set_ylim()   B. set_xlabel() 和 set_ylabel()

    C. semilogx() 和 semilogy()   D. twinx() 和 twiny()

15. 在 matplotlib 库中可以利用 axis 对象的_____方法来启用网格线。

    A. grid()   B. errorbar()   C. violinplot()   D. hist()

16. 在 seaborn 库中用于绘制直方图的函数是_____。

    A. distplot()   B. plot()   C. violinplot()   D. lmplot()

17. 以下哪种图形被常用于描述数据之间的相关程度？_____。

    A. 热力图   B. 直方图   C. 回归模型图   D. 折线图

18. 在 seaborn 库提供的绘图函数中，设置参数_____能为数据点按类别绘制不同的颜色。

    A. style   B. hue   C. palette   D. color

19. _____是一种常用的统计图，它能够直观地反映出各项的大小、以及与总和的比例。

    A. 饼图   B. 直方图   C. 条形图   D. 概率密度图

20. 在 matplotlib 库中使用 subplots() 函数设置同列的 Axes 对象共享 x 轴的参数是_____。

    A. sharex=True   B. set(xlabel=None)   C. set_xlabel(True)   D. twinx()

（二）多选题

1. 以下属于 matplotlib 库中 pyplot 模块提供的绘制基础图表的函数是_____。

    A. step ()   B. boxplot()   C. errorbar()   D. polar()

2. 以下属于 matplotlib 库中提供的绘制热图的函数是_____。

    A. pcolor()   B. imshow()   C. contour()   D. contourf()

3. 以下关于 matplotlib 库中的 Figure 实例以及 Axes 实例的描述，不正确的是_____。
   A. Figure 实例为绘图提供了画图区域，Axes 实例提供了坐标系
   B. 一个 Figure 实例可以包含多个 Axes 实例
   C. 一个 Axes 实例可以包含多个 Figure 实例
   D. 保存图形的方法 savefig() 函数是由 Axes 实例提供的

4. 通过设置 Axes 类提供的图形外观函数，可以对图形中的每个元素进行精细控制以生成出版品质的图形，其中主要图形元素包括_____。
   A. 图例   B. 线条的属性
   C. 刻度线和网格线   D. 轴标签

5. matplotlib 提供的设置主要刻度和次要刻度的方法分别是_____和_____。
   A. set_major locator()   B. set_minor locator()
   C. mpl.ticker.multipleLocator() D. mpl.ticker.FixedLocator()

6. matplotlib 提供的常用网格布局方法包括_____。
   A. subplots()   B. subplot2grid()
   C. GridSpec 对象   D. contour()

7. 在 seaborn 库中设置元素比例的方法是 set_context()，其可选参数包括_____。
   A. paper   B. notebook   C. talk   D. poster

8. 在 seaborn 库中设置背景板的方法是 set_style()，其可选参数包括_____。
   A. darkgrid   B. whitegrid   C. dark   D. ticks

9. 在 matplotlib 库中的 subplots() 函数可返回以下哪些项？_____。
   A. Figure 对象   B. Axes 对象
   C. GridSpec 对象   D. Series 对象

10. 以下关于散点图描述正确的是_____。
    A. 散点图是数据点在直角坐标系平面上的分布图
    B. 在 matplotlib 库中 pyplot 模块提供的绘制散点图的函数是 scatter()
    C. 散点图能显示出因变量随自变量变化而变化的大致趋势
    D. 通过观察散点图可以选择合适的函数对数据点进行拟合，也可以判断两变量之间是否存在某种关联或总结坐标点的分布模式

（三）判断题

1. 在 Python 科学计算环境中，最受欢迎的通用可视化库是 matplotlib 库。（   ）
2. Figure 对象为绘图提供了画图区域，Axes 对象提供了坐标系，一个 Figure 对象可以包含多个 Axes 对象，而一个 Axes 对象只能属于一个 Figure 对象。（   ）
3. 图例是为图形上不同类型的数据添加的标签，可以使用 legend() 方法将图例添加到 Axes 对象中。（   ）
4. 在 matplotlib 库中支持利用 LaTex 标记显示数学符号，只需将 LaTex 标记放置在一对 # 符号中间即可，例如 # Y1 = x**3 + x**2 + x #。（   ）
5. matplotlib 设置轴标签的方法是 set xlabel() 和 set ylabel()，它们分别用于设置 x 轴和 y 轴的标签。（   ）
6. 直方图是一种统计报告图，由一系列高度不等的纵向条纹或线段表示数据分布的情况。Matplotlib 库中 pyplot 模块提供的绘制直方图的函数为 plot()。（   ）

7. subplot2grid() 函数提供了比 subplots() 函数更灵活的 Axes 布局管理，可以实现跨列、跨行布局。
（　　）

8. seaborn 库是构建于 matplotlib 库基础之上的图形库，它在 matplotlib 库的基础上进行了更高级的 API 封装，能够制作出标准、精致的统计图形。（　　）

9. 热力图常用于描述数据之间的相关程度，但 seaborn 库没有绘制热力图的函数。（　　）

10. seaborn 库中设置元素比例的方法是 set_context()，可选参数值包括：paper、notebook（默认）、talk 和 poster，通常在科技论文中使用 talk。（　　）

（四）简答

1. 现有 20 例肿瘤患者，随机分为 2 组，肿瘤尺寸见表 10-5，请选择合适的图表类型将数据直观地展示出来，要求图形美观清晰，有必要的图例等图形元素。

表 10-5　肿瘤尺寸表（最长直径，单位 cm）

分组 1	患者 1	5	分组 2	患者 11	3
	患者 2	3		患者 12	9
	患者 3	10		患者 13	4
	患者 4	12		患者 14	10
	患者 5	7		患者 15	15
	患者 6	7.5		患者 16	10
	患者 7	14		患者 17	9
	患者 8	13		患者 18	5
	患者 9	6		患者 19	6
	患者 10	5.5		患者 20	7

2. 在题 1 的基础上，假设为 2 组患者分别进行两种不同方式的治疗，肿瘤尺寸变化见表 10-6，请选择合适的图表类型对比两种方式的治疗效果，要求图形美观清晰，有必要的图例等图形元素。

表 10-6　治疗后肿瘤尺寸表（最长直径，单位 cm）

分组 1（治疗后）	患者 1	4	分组 2（治疗后）	患者 11	3
	患者 2	2		患者 12	7
	患者 3	11		患者 13	3
	患者 4	10		患者 14	9
	患者 5	6		患者 15	12
	患者 6	7		患者 16	12
	患者 7	9		患者 17	7
	患者 8	10		患者 18	5
	患者 9	8		患者 19	7
	患者 10	7		患者 20	3

3. 请讨论条形图与直方图的区别。

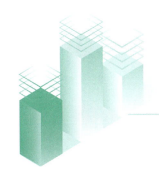

附 录
自测题参考答案

第1章 计算机基础知识

（一）单选题

1	2	3	4	5	6	7	8	9	10
B	D	A	B	C	D	B	B	A	D
11	12	13	14	15	16	17	18	19	20
D	D	A	A	D	A	B	C	C	C

（二）多选题

1	2	3	4	5	6	7	8	9	10
ABC	ABC	AC	ABD	ABC	AD	BCD	ABCD	ABCD	ABCD

（三）判断题

1	2	3	4	5	6	7	8	9	10
✓	✗	✓	✗	✗	✓	✓	✓	✓	✗

（四）简答题

1. 计算机硬件系统由运算器、控制器、存储器和输入/输出设备五大部分组成。

运算器负责对数据进行加工处理，可以完成算术运算和逻辑运算，还可以暂存运算结果。控制器是计算机硬件系统的指挥控制中心，负责向其他部件发出控制信号，使它们能够自动且协调工作。存储器是具有记忆功能的部件，用于存储数据和程序等各种信息。输入/输出设备负责向/从计算机系统输入/输出信息。

2. 总线型拓扑、星状拓扑、树状拓扑、环状拓扑和网状拓扑。

3. PubMed、中国生物医学文献数据库Sinomed、中国生物医学期刊文献数据库CMCC、中国引文数据库CNKI等。

第2章 计算机操作系统

（一）单选题

1	2	3	4	5	6	7	8	9	10
D	D	B	B	A	B	D	B	C	A

续表

11	12	13	14	15	16	17	18	19	20
D	B	A	B	A	A	B	A	D	C

（二）多选题

1	2	3	4	5	6	7	8	9	10
ABCD	ABCD	ABD	ABCD	BC	ABCD	ABCD	ABCD	ABCD	BC

（三）判断题

1	2	3	4	5	6	7	8	9	10
✓	×	×	✓	✓	✓	✓	✓	✓	✓

（四）简答题

1. 操作步骤与方法：

① 安装 Mendeley 扩展：打开 Microsoft Edge 浏览器，单击功能栏右上角图标，选择"扩展"|"获取 Microsoft Edge 扩展"，在打开的页面左侧搜索栏中输入"Mendeley"并按【Enter】键，单击右侧"Mendeley Web Importer"的"获取"按钮，完成安装。

② 使用 Mendeley 扩展：利用信息检索平台，在 Microsoft Edge 浏览器中搜索相关英文文献，打开搜索到的文献页面，单击浏览器功能栏中的"Mendeley"扩展按钮，首次使用需要注册一个 Mendeley 账号，登录后 Mendeley 将抓取网页上的文献信息，显示在右侧菜单栏中，单击选中其中相应的文献并添加到个人图书馆中，通过单击"查看图书馆"，打开 Mendeley 界面，单击搜索的文献进行阅读。

2. 解析：

① hello.txt 文件的拥有者是 root，所属群组也是 root，其中 root 账户可以对该文件进行读写操作，而其他人仅有读文件的权限；ex_desk 文件的拥有者是 jsj1，所属群组是 jsjgroup，其中 jsj1 对该文件具有读写执行的权限，而同组的 jsj2 和 jsj3 具有读写的权限，至于其他人只具有读的权限。

② 文件拥有者 jsj1 具有在本目录中进行读写执行的操作；而 jsjgroup 组中用户 jsj2 和 jsj3 均可进入本目录，但不具有写入的操作；其他人由于没有 x 的权限，则不能进入该目录。

3. 在 Windows 10 中安装 Ubuntu 系统的虚拟化工具有：Microsoft Hyper-V，WSL 2（Windows Subsystem for Linux），Oracle VM VirtualBox，Docker 等。

第 3 章　Word 文字处理

（一）单选题

1	2	3	4	5	6	7	8	9	10
C	A	A	B	D	D	C	A	B	A
11	12	13	14	15	16	17	18	19	20
C	D	A	A	C	C	D	D	A	A
21	22	23	24	25					
A	D	B	C	D					

（二）多选题

1	2	3	4	5	6	7	8	9	10
ABCD	AB	AC	ABCD	BC	AD	ABC	ABD	BD	ABCD

（三）判断题

1	2	3	4	5	6	7	8	9	10
×	×	✓	✓	✓	×	×	×	×	✓

（四）简答题

1．段落格式设置包括：段落缩进、行距、间距、对齐方式、段落边框和底纹等。

2．Word 分隔符包括分页符和分节符。其中分页符可实现文档的强制分页。分节符用于节与节之间的分割，不同的节可以使用不同的页边距、页面边框或页眉、页脚等格式，Word 中插入的分节符有 4 类："下一页"，分节的同时分页；"连续"，分节但不分页；"奇数页"或"偶数页"，从下一个偶数页或奇数页上开始新节。

3．拼音指南、模板（字帖、日历等）、翻译、简繁体字转换、朗读等。

第 4 章　Excel 电子表格

（一）单选题

1	2	3	4	5	6	7	8	9	10
B	C	B	B	A	D	D	B	B	C
11	12	13	14	15	16	17	18	19	20
A	B	B	B	C	C	C	B	B	A
21	22	23	24	25	26	27	28	29	30
D	D	B	B	C	B	A	B	D	D
31	32	33							
B	B	C							

（二）多选题

1	2	3	4	5	6	7	8	9	10
CD	ABD	BCD	BC	ACD	ABD	ABC	ABD	BCD	AC

（三）判断题

1	2	3	4	5	6	7	8	9	10
✓	×	✓	×	✓	×	×	×	×	×

（四）简答题

1．整数可以直接输入或科学计数法形式输入，如 12 000，可以直接输入 12 000 或输入 1.2e4 或输入 12.0e3。

小数可以直接输入或百分号形式输入或科学计数法形式输入，如 0.031 4，可以直接输入 0.031 4 或 3.14% 或 3.14e-2；负数可以直接输入或者以括号内正数的形式输入，如 –5，可以直接输入 –5 或者输入 (5)。

2．可以双击工作表标签，然后输入新的名称，右击工作表标签，选择重命名。

3．可以单击工作表标签右侧新工作表按钮，或者在"开始"选项卡，单击单元格工具组"插入"按钮下三角按钮，在下拉列表中选择插入工作表。

第 5 章　PowerPoint 演示文稿制作

（一）单选题

1	2	3	4	5	6	7	8	9	10
D	A	B	D	D	C	B	C	C	B
11	12	13	14	15	16	17	18	19	20
A	B	B	A	A	C	A	A	D	B
21	22	23	24	25	26	27	28	29	30
B	B	A	D	D	C	C	C	B	B

（二）多选题

1	2	3	4	5	6	7	8	9	10
ABC	ABCD	ACD	ABC	ABCD	ABCD	ABCD	ABC	ABC	ABCD
11	12	13	14	15					
AC	ABC	ABC	ABD	ABD					

（三）判断题

1	2	3	4	5	6	7	8	9	10
✓	✓	✓	✗	✓	✗	✓	✓	✗	✗

（四）简答题

1．幻灯片母版存储了有关演示文稿的主题和幻灯片版式的设计信息，如文本的格式及位置、项目符号、配色方案以及图形项目的大小及位置。讲义母版用于格式化讲义，将多张幻灯片显示在一张幻灯片中，以用于打印输出。备注母版用于格式化演讲者的备注页面，在备注母版中可以添加图形、项目符号和文字、调整幻灯片区域的大小。

2．单击"插入"|"链接"|"缩放定位"下拉三角按钮，在弹出的下拉列表中选择合适的选项，在弹出的"插入摘要缩放定位"对话框中选择需要缩放定位的幻灯片，单击"确定"按钮，会自动生成一个新的幻灯片，选中的幻灯片以图片的形式插入到此幻灯片中。

3．首先确定学术海报的主题，然后收集与主题相关的学术素材，构思海报布局，然后利用幻灯片母版设计学术海报整体布局，在幻灯片母版视图下插入文本、图片、表格等占位符。最后在普通视图下根据海报内容插入文本、图片、表格、图表等对象并设置其格式。

第 6 章 Photoshop 图像处理

（一）单选题

1	2	3	4	5	6	7	8	9	10
C	D	A	C	B	D	B	A	B	D
11	12	13	14	15	16	17	18	19	20
D	A	B	D	D	B	A	A	A	B
21	22	23	24	25	26	27	28	29	30
C	C	A	C	D	B	B	D	A	A
31	32	33	34	35					
C	B	A	B	C					

（二）多选题

1	2	3	4	5	6	7	8	9	10
ABCD	BCD	ABC	ACD	BC	ABC	ABD	AB	ABD	AD

（三）判断题

1	2	3	4	5	6	7	8	9	10
×	×	×	✓	×	✓	×	×	✓	×
11	12	13	14	15					
✓	✓	×	✓	✓					

（四）简答题

1. 创建选区的工具分为选框工具、基于颜色创建选区的工具。其中，规则选框工具包含矩形选框工具、椭圆选框工具、单行选框工具和单列选框工具；不规则选框工具包含套索工具、多边形套索工具和磁性套索工具。基于颜色创建选区的工具有魔棒工具和快速选择工具。

2. 常用的蒙版有图层蒙版、剪贴蒙版、快速蒙版和矢量蒙版。

图层蒙版是添加在图层上，与图层大小一样的蒙版。图层蒙版上通过灰度来控制当前图层对应位置像素的显示、隐藏或半透明，实现当前图层与下一层图层之间的遮盖关系，最终实现合成效果。

剪贴蒙版是通过一个图层上对象的形状限制另一个图层上的显示范围，形成遮盖，最终实现图像合成效果。剪贴蒙版至少需要两个图层来完成效果，基底图层位于下部，基底图层的非透明内容将裁剪它上方剪贴图层的内容。剪贴图层位于上层，被基底图层限制显示区域。

快速蒙版用于创建选区。首先在"图层"面板中选择图层，然后单击工具箱中下方的"快速蒙版模式"按钮◎，切换至快速蒙版的编辑状态，使用画笔工具等绘图工具可在图像编辑窗口中绘制半透明的红色，作为保护区。再次单击工具箱中下方的"标准模式"按钮◎，退出快速蒙版的编辑状态，没被保护的区域会创建一个新的选区。

矢量蒙版是通过蒙版上的路径来控制对应图层上像素的显示和隐藏。在"图层"面板中选择要添加矢量蒙版的图层，然后选择一条路径，作为当前路径，最后单击菜单"图层"|"矢量蒙版"|"当前路径"命令，

将矢量蒙版添加到目标图层上。

3．操作步骤简略如下：

肺泡制作：新建图层"肺泡"，使用椭圆选框工具和矩形选框工具绘制肺泡形状的选区。使用渐变工具填充肺泡选区，然后对选区描边，颜色为浅蓝色。

血管制作：新建图层"血管"，使用画笔工具，设置画笔大小和画笔平滑，绘制血管。创建血管选区，使用渐变工具填充血管。

红细胞制作：新建图层"红细胞"，使用椭圆工具创建圆形选区，使用渐变工具填充，添加图层样式创建立体效果。复制图层"红细胞"，并使用移动工具移动复制的"红细胞"均匀分布在血管上。

文字制作：使用横排文字蒙工具输入"血管"、"肺泡"、"CO2"和"O2"，使用"字符"面板设置下标文字。

箭头制作：使用自定形状工具绘制箭头，并旋转。

标题制作：新建图层"标题"，使用横排文字蒙版工具，输入标题文字，创建文字选区，填充黑色。

标题阴影制作：复制图层"标题"，填充灰色，使用移动工具，向右下角移动，形成阴影效果。

标题方框制作：新建图层"方框"，矩形选框工具，绘制矩形选区，描边黑色。

第7章 Mimics 医学图像处理

（一）单选题

1	2	3	4	5	6	7	8	9	10
C	C	D	D	C	D	A	B	D	D
11	12	13	14	15	16	17	18	19	20
B	A	D	C	D	A	C	D	A	A

（二）多选题

1	2	3	4	5	6	7	8	9	10
ABCD	ABCD	ABD	ABCD	ABC	ABCD	ABC	ABCD	ABC	ABC

（三）判断题

1	2	3	4	5	6	7	8	9	10
✓	✓	×	✓	×	×	✓	✓	✓	×

（四）简答题

1．独立于断层图像；大小与断层图像一致；数量与断层图像一致；由0、1构成二值图像。

2．通过计算像素邻域平均值，消除空间高频分量降低图像噪声。主要控制参数为迭代次数（Number of iterations）。

3．图像质量、熟悉解剖结构、了解分割结构的解剖特征和病变特征、了解不同影像设备的成像特点、选择合适的分割算法、利用断层之间的关联提高三维体素分割精度。

第 8 章 Python 语言程序设计基础

(一) 单选题

1	2	3	4	5	6	7	8	9	10
A	D	B	D	A	B	D	A	D	D
11	12	13	14	15	16	17	18	19	20
D	A	A	B	C	A	B	D	A	B

(二) 多选题

1	2	3	4	5	6	7	8	9	10
BCD	ACD	ABCD	ABC	ACD	AD	ABCD	ABCD	ACD	ABCD

(三) 判断题

1	2	3	4	5	6	7	8	9	10
×	×	✓	✓	✓	×	×	✓	✓	✓

(四) 简答题

1. 提示：使用 int 函数将 a,aa,aaa,aaaa 转为相应的数值。
2. 提示：使用 for/while 循环实现。
3. 见主教材相关内容。

第 9 章 Python 数据处理

(一) 单选题

1	2	3	4	5	6	7	8	9	10
A	D	C	D	B	A	B	B	C	D
11	12	13	14	15	16	17	18	19	20
A	A	D	B	A	D	B	B	D	C

(二) 多选题

1	2	3	4	5	6	7	8	9	10
AB	AC	BC	ABCD	AC	AC	ACD	ABC	ABC	ABCD

(三) 判断题

1	2	3	4	5	6	7	8	9	10
✓	✓	×	✓	×	✓	✓	×	✓	×

（四）简答题

1. 两条语句结果不同。任务 9-6 的结果是 df 全表均被保存于 df1 中，并写入工作表 1，其中"使用呼吸机"列中的"/"符号被删除，如附图 1 所示。而题目中的语句，则仅保存了原表 df 中的"使用呼吸机"列，并且其中"/"符号被删除，结果如附图 2 所示。

附图 1　任务 9-6 的删除"/"符号结果（局部）

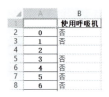

附图 2　任务 9-6 删除"/"符号语句被替换为题目中语句的结果（局部）

结果不一样的原因是 df['使用呼吸机']的作用是取原表 df 的"使用呼吸机"列，因此 df1 中仅有这一列，没有其他列。

2. 对比 Excel 透视表结果可以发现，两者汇总的结果是一致的，但是 Python 程序结果没有行列的总计项。在 pivot_table 中使用 margins=True,margins_name='总计' 参数可以添加总计项。语句如下：

df2 = pd.pivot_table(df1, values=["病案号","住院天数"], columns="离院方式", index=["入院途径","性别"], aggfunc = {"病案号":'count',"住院天数":'mean'}, margins=True, margins_name='总计')

3. DataFrame 是二维的数据结构，与 Excel 数据表结构相似，包括列字段和数据两部分，也包括行索引。创建 DataFrame 型实例的方法也有多种，可以将列表、嵌套列表，字典等多种类型参数输入 DataFrame()，完成创建。

第 10 章　Python 数据可视化与科学制图

（一）单选题

1	2	3	4	5	6	7	8	9	10
A	B	A	A	A	C	A	A	D	A
11	12	13	14	15	16	17	18	19	20
A	B	A	A	A	A	A	B	A	A

（二）多选题

1	2	3	4	5	6	7	8	9	10
ABCD	ABCD	CD	ABCD	AB	ABC	ABCD	ABCD	AB	ABCD

(三)判断题

1	2	3	4	5	6	7	8	9	10
✓	✓	✓	✗	✓	✗	✓	✓	✗	✗

(四)简答题

1. 使用箱形图或者小提琴图。

2. 分组统计肿瘤变化,使用带有置信区间的条形图。

3. 条形图是用等宽条形的高度或长度来表示数据大小的图形。直方图是一种统计报告图,由一系列高度不等的纵向条纹或线段表示数据分布的情况。